ÓLEO DE COCO

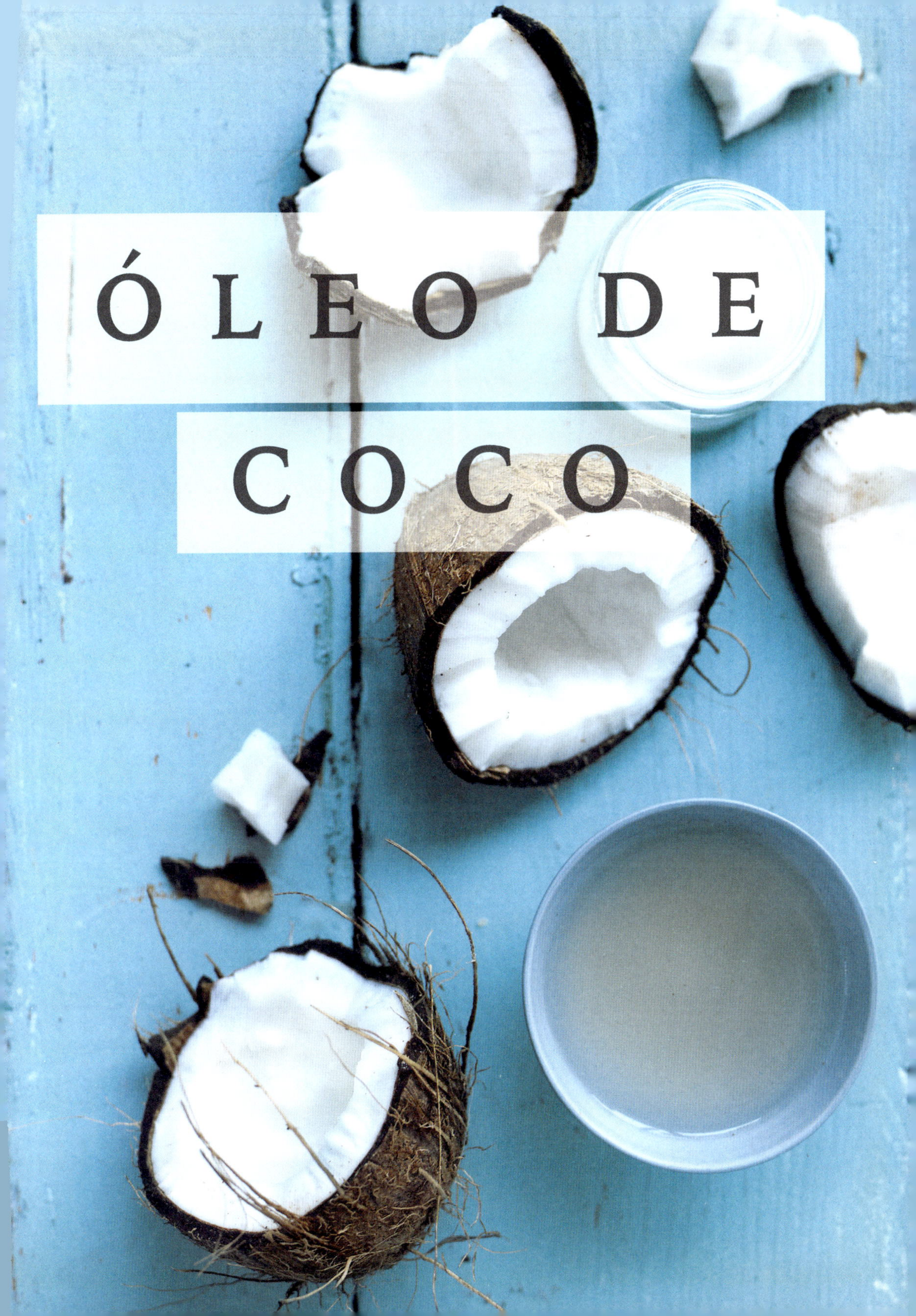

Publicado pela primeira vez em 2017 no Reino Unido
por Quarto Publishing Plc com o título *Coconut oil*

Publicado e distribuído no Brasil com exclusividade por Brasil Franchising
CNPJ 07.923.034/0001-05 • Av. Sagitário, 138 • 25° andar
Alpha Square Mall • Torre London • Alphaville • Barueri-SP • CEP 06473-073
Tel 11 3706-1466 • sac@editoranobel.com.br

1ª edição 2018

ISBN 978-0-85762-537-3

Créditos desta edição
Coordenação editorial: Marcia Duarte Companhone
Produção gráfica e direção de arte: Vivian Valli
Assistente de produção: Gabriele Bentos
Assistente editorial: Katharina Cotrim
Tradução: Marilú Reis
Preparação: Maria Elisa Bifano
Revisão: Leila Kommers e Sonnini Ruiz
Composição: Sonnini Ruiz

Créditos da edição original
Designers: Lucy Parissi e Bonnie Bryan
Fotografia: Lucy Parissi e Emma Gutteridge
Diretor de arte: Michael Charles
Editor do projeto: Cara Frost-Sharratt
Direção editorial: Emma Bastow
Editor: Mark Searle

Impresso na China/*Printed in China*

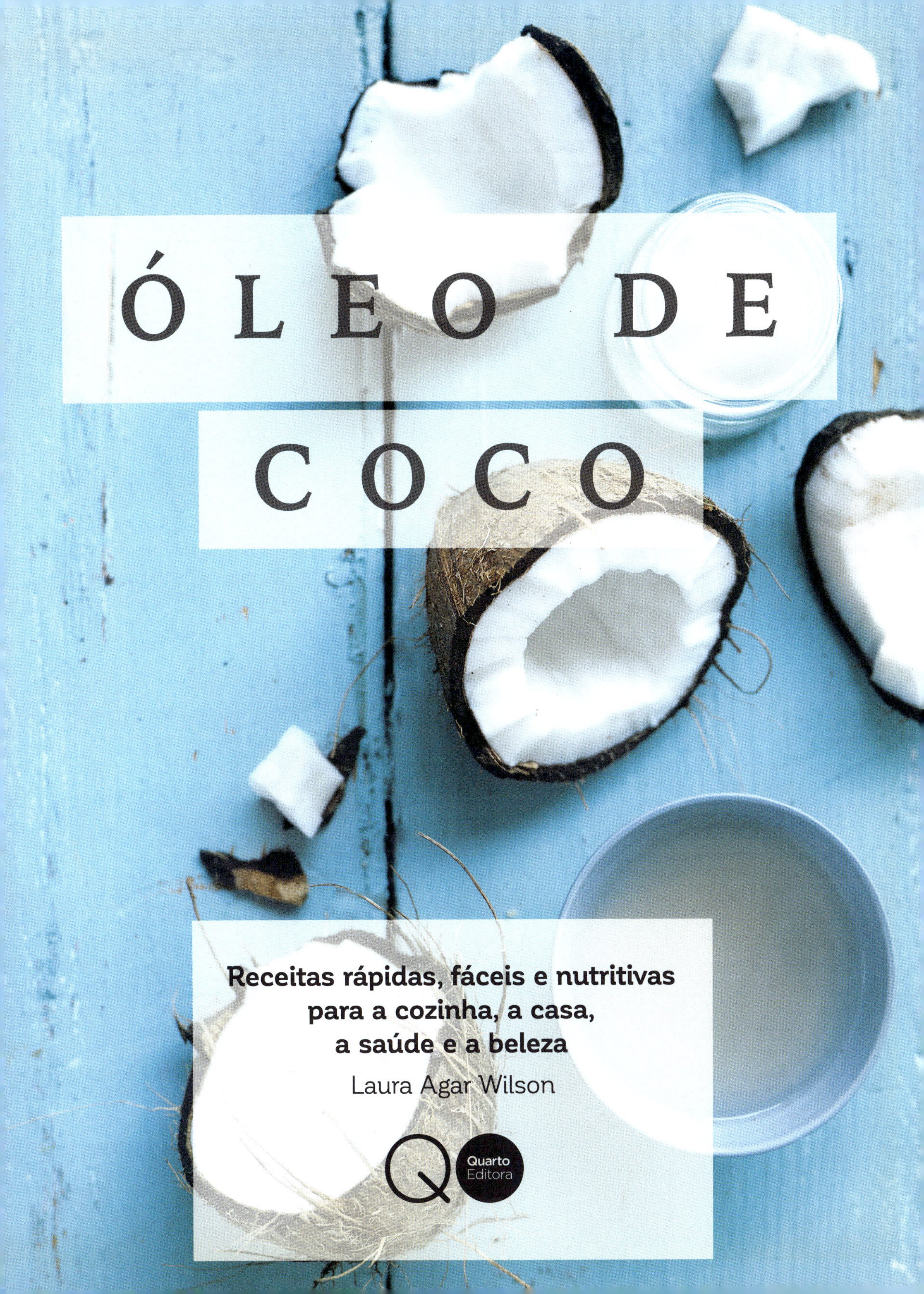

ÓLEO DE COCO

Receitas rápidas, fáceis e nutritivas para a cozinha, a casa, a saúde e a beleza

Laura Agar Wilson

Quarto Editora

Laura Agar Wilson é consultora de saúde e estilo de vida, certificada pelo Institute of Integrative Nutrition e registrada na Federação de Terapeutas Holísticos.

Como blogueira, escritora sobre bem-estar e criadora de receitas apresentadas em publicações como a *Superfood Magazine*, *Gurgle*, *Natural Health Magazine* e *The Telegraph*, Laura se dedica a tornar a vida saudável mais acessível e viável.

Em 2009, ela fundou o blog wholeheartedlyhealthy.com para ajudar as mulheres a viver de modo mais saudável, alegre e equilibrado.

Laura vive em Durham, no Reino Unido, com o marido James e o filho Finley.

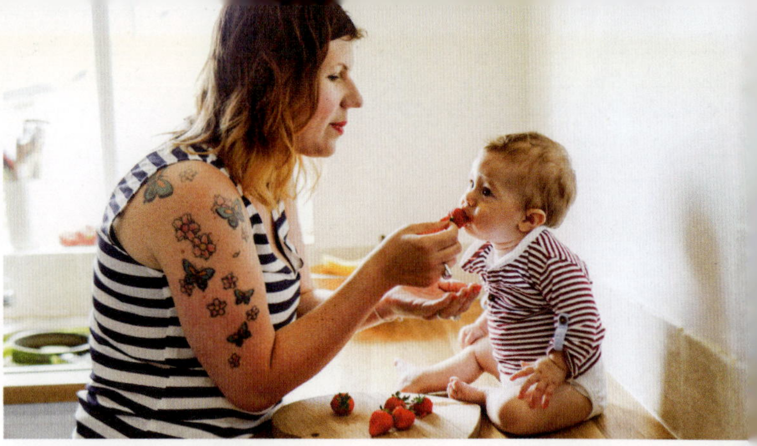

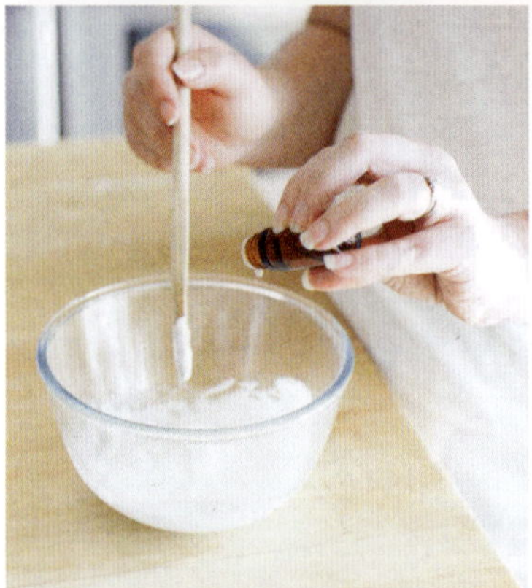

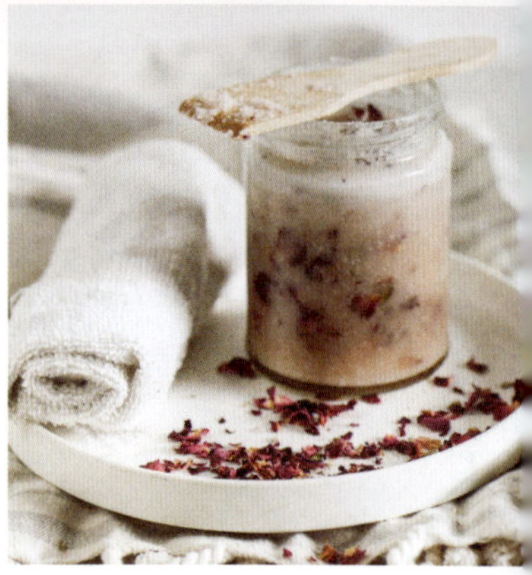

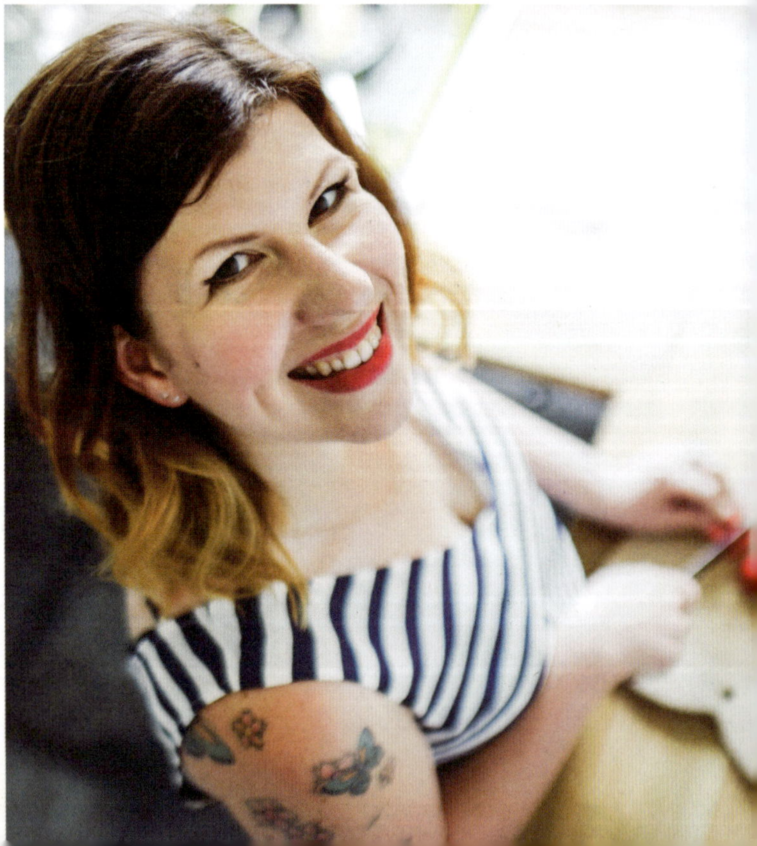

Sumário

Introdução

Nos últimos anos, o mundo ocidental vem experimentando uma grande mudança na abordagem da saúde e do bem-estar. Fomos aconselhados a reduzir a gordura e atraídos para os benefícios dos alimentos refinados, e agora assistimos a uma reviravolta e uma espécie de revolução alimentar.

Com o avanço rumo a uma dieta mais natural, o óleo de coco surge como um alimento indispensável para a boa alimentação. Ele já foi considerado um ingrediente pouco saudável, devido ao seu alto teor de gordura, mas atualmente seus inúmeros benefícios para a saúde vêm sendo redescobertos.

A verdadeira maravilha do óleo de coco é a versatilidade: além dos usos conhecidos na culinária, ele tem muitas aplicações na saúde e na beleza, e no ambiente doméstico em geral.

História do óleo de coco

Fruto da palmeira *Cocos nucifera*, o coco é um integrante ilustre do reino vegetal. A casca compacta contém alimento (a polpa) e hidrata com sua água. E, além do conteúdo comestível, a casca é extremamente útil: pode queimar como combustível, transformar-se em carvão vegetal ou ser usada como um recipiente.

O importante papel deste fruto na história da humanidade não surpreende – os cocos foram documentados pela primeira vez na literatura sânscrita no século 4 a.C. e também foram transportados pelos primeiros navios mercantes através do Pacífico.

Os habitantes das ilhas dos oceanos Índico e Pacífico já conheciam bem os diversos usos do coco, e os navios passaram a ser carregados com o fruto exótico logo depois do estabelecimento das rotas comerciais.

Mais tarde, os cocos foram usados durante a 1ª Guerra Mundial. As cascas eram carbonizadas para a obtenção do carvão usado em máscaras de gás. Na 2ª Guerra Mundial, na ausência do plasma, a água de coco foi usada em transfusões de emergência, por apresentar o mesmo equilíbrio eletrolítico que o sangue humano.

No final da década de 1980, quando se estabeleceu a relação entre a gordura dos alimentos – particularmente a gordura saturada – e o colesterol sanguíneo, as "manteigas" e "margarinas" de óleo de coco foram substituídas por produtos que continham compostos criados para reduzir o teor de gordura saturada.

Poucos anos depois, nossa ideia de gordura mudou completamente. Hoje reconhecemos que a ingestão moderada de gordura não é ruim: na verdade, em muitos casos, ela é essencial para a boa saúde e, no caso do óleo de coco, os benefícios são muitos.

Como resultado desta mudança de postura, o óleo de coco está mais popular do que nunca e é encontrado nas prateleiras da maioria dos supermercados no mundo todo.

Benefícios para a saúde

O segredo dos benefícios à saúde do óleo de coco reside em seu perfil de gordura único. Ao contrário da maioria das gorduras saturadas, que possuem ácidos graxos de cadeia longa, o óleo de coco contém ácidos graxos de cadeia média, que são absorvidos rapidamente e são de fácil digestão, tornando-os uma fonte de energia excelente. Além disso, eles não são armazenados automaticamente como gordura, como acontece com os outros ácidos graxos. Assim, o óleo de coco é a forma ideal de consumir "boas" gorduras, além de trazer muitos outros benefícios para saúde.

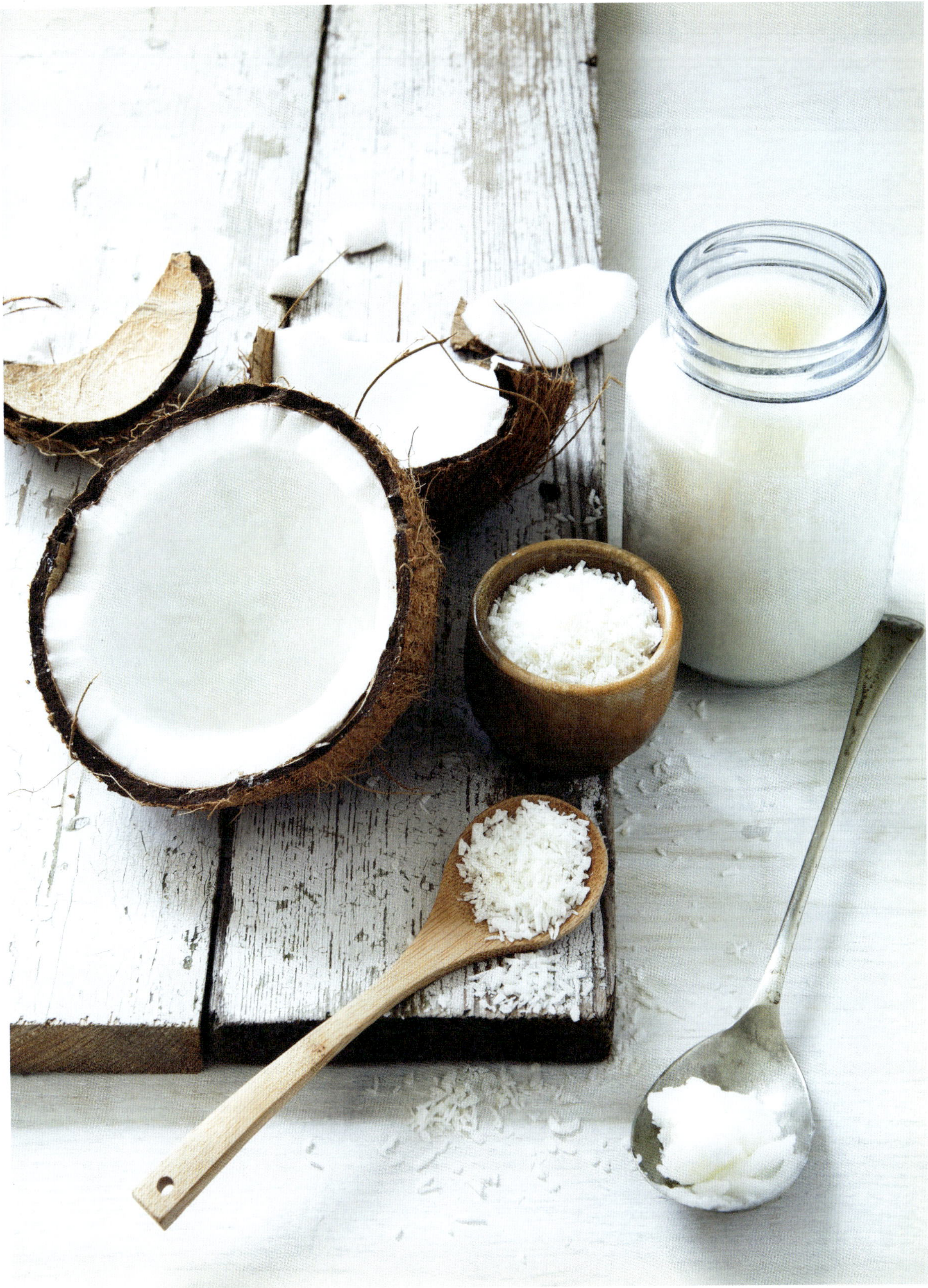

Acelera o metabolismo
O óleo de coco é um alimento termogênico, que aumenta a taxa de queima de energia, em comparação com outras gorduras.

Diminui o apetite e auxiliar na perda de peso
A alta taxa de gordura ajuda a diminuir o apetite e equilibrar os níveis de açúcar no sangue.

Favorece a saúde do coração
O valor antioxidante do óleo de coco também tem sido associado à redução da pressão sanguínea, através do menor estresse oxidativo.

Fonte de energia
Os ácidos graxos deste óleo são levados diretamente para o fígado, onde são rapidamente metabolizados em energia e enviados aos músculos para serem utilizados.

Aumenta a resistência
Por fornecer energia em forma de gordura, digerida mais lentamente do que as fontes de carboidratos, o óleo de coco pode melhorar a resistência.

Antibacteriano, antiviral e antifúngico
Estas propriedades resultam do teor de ácido láurico, que é convertido em monolaurina, uma substância com propriedades antivirais e antibacterianas.

Propriedades anti-inflamatórias
O óleo de coco pode ter um efeito anti-inflamatório no corpo, ajudando a reduzir os sintomas da artrite e de outras inflamações.

Melhora a digestão
O óleo de coco pode melhorar a digestão, por beneficiar a saúde do intestino através da redução de bactérias ruins – como a cândida – que podem provocar inchaço, inflamação e dor.

Reforça o sistema imunológico
Graças a suas propriedades antibacterianas, antifúngicas e antivirais, o óleo de coco reduz o estresse sobre o sistema imunológico, promovendo sua eficiência no combate às doenças.

Antioxidante
O óleo de coco contém componentes que atuam como antioxidantes no corpo.

Ajuda na absorção de vitaminas e minerais
Vitaminas como a A, D, E e K são solúveis em gordura, o que significa que precisam ser ingeridas com fonte de gordura: o óleo de coco é uma escolha excelente.

Ajuda no combate à gengivite
Os benefícios antibacterianos do óleo de coco podem ajudar a remover as bactérias da boca (causadoras da gengivite), assim como favorecer a cura das gengivas.

Produção moderna

Nem todos os óleos de coco são iguais, em grande parte devido à forma de cultivo do coco e da produção do óleo.

Os cocos crescem o ano todo em cachos de 5 a 12 unidades. A flor nova se transforma em um fruto totalmente maduro em aproximadamente 12 meses. Quando maduros, os cocos caem naturalmente da árvore e a maioria dos produtores de qualidade somente fará a colheita quando estiverem o mais maduros possível.

O óleo é feito com a polpa branca do coco e existem dois métodos principais de produção. O primeiro envolve a secagem da polpa, para obter um produto conhecido como copra. O segundo método também adota a secagem da polpa, mas o óleo é extraído de forma diferente para produzir o óleo de coco virgem ou extra virgem.

Na produção da copra, a secagem da polpa é feita no forno, em uma grelha sobre o fogo ou sob o sol. A copra é levada para uma instalação onde o óleo é extraído. O transporte pode danificar a copra, tornando-a rançosa e criando mofo, por isso ela precisa ser refinada através de processos como o branqueamento e a desodorização, para se tornar

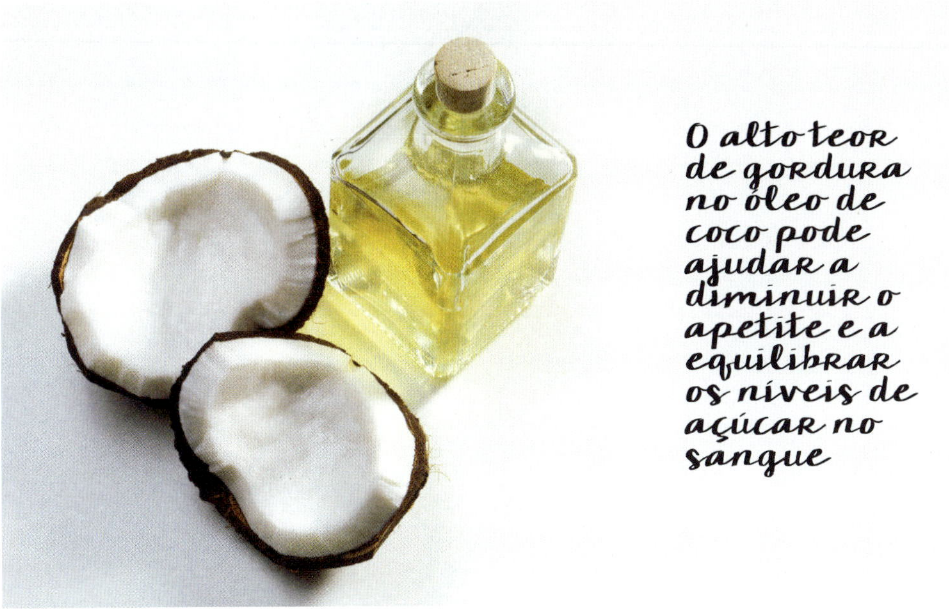

O alto teor de gordura no óleo de coco pode ajudar a diminuir o apetite e a equilibrar os níveis de açúcar no sangue

comestível. O resultado é um óleo refinado, branqueado e desodorizado (RBD) – de qualidade inferior e com menos propriedades saudáveis.

O segundo método de produção pode envolver a secagem da polpa do coco ou usá-la crua. Em vez de transportar o coco para o refino, o óleo é produzido através de um dos seguintes métodos:

Centrifugação: o óleo é separado do leite de coco, que é produzido pela imersão do coco ralado em água quente. Depois, o leite de coco passa por uma centrifugação.

Fermentação: este método também usa o leite de coco, que é aquecido e deixado em descanso durante a noite para a separação dos sólidos e dos óleos do leite. Este é o método tradicional de produção.

Microexpulsão direta: o método concebido para pequenas empresas envolve a secagem do coco por 30 minutos, seguida de prensagem em um equipamento manual para a extração do óleo.

Expulsão sob pressão: este método pode ser aplicado a frio ou por aquecimento, e consiste na secagem leve da polpa, seguida de prensagem para a extração do óleo.

Alguns métodos usam o calor para ajudar no processo e extrair mais óleo, enquanto que outros resfriam o equipamento com água para obter um produto prensado a frio.

Todos estes métodos produzem óleo de coco virgem ou extravirgem. Atualmente não existem padrões industriais para determinar o que é virgem ou extravirgem, portanto, os termos têm o mesmo significado.

Além da produção do óleo de coco refinado e virgem ou extravirgem, existem outros tipos de óleo de coco:

Óleo de coco hidrogenado: é o óleo alterado quimicamente a partir do óleo refinado. Esta alteração o transforma em gordura trans, geralmente utilizada na produção de alimentos processados.

Óleo de coco fracionado: é um óleo de coco separado em dois tipos de gordura. Ao contrário de outras formas do óleo de coco, o óleo de coco fracionado fica líquido em temperatura ambiente.

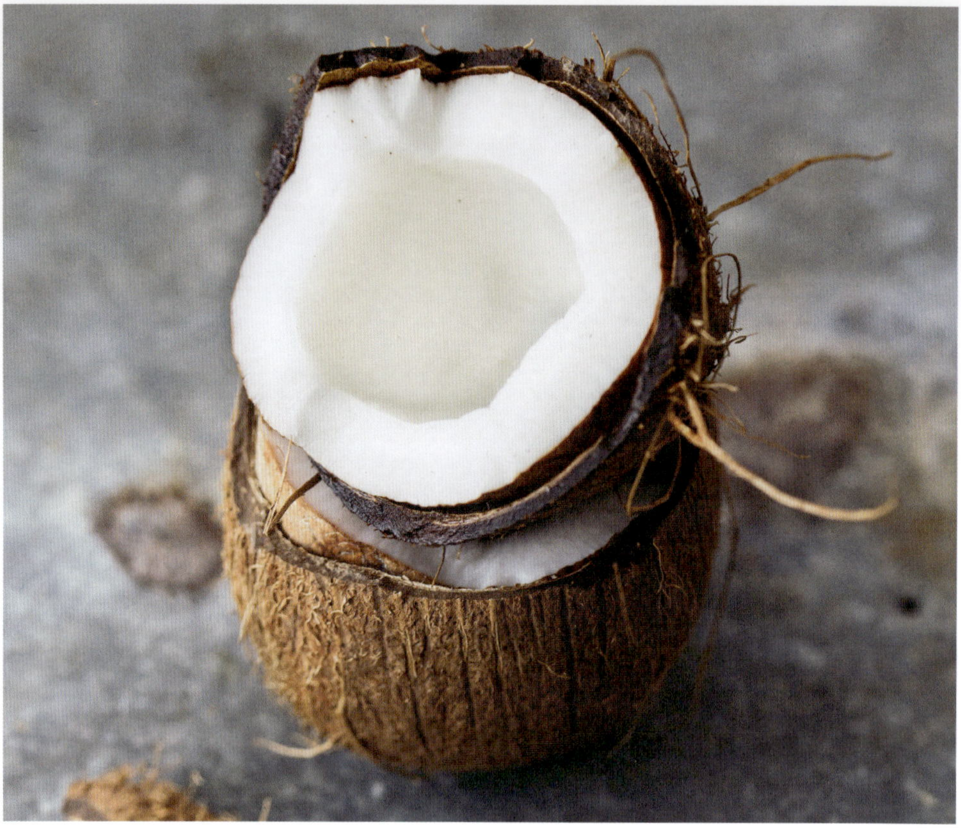

Guia de compras

Devido à sua popularidade, hoje existem muitas marcas e variedades de óleo de coco disponíveis – com várias descrições e características – que podem dificultar a escolha.

Aqui está o significado das diferentes descrições do produto:

- **Orgânico:** os cocos usados para produzir o óleo não foram tratados com fertilizantes químicos ou pesticidas. Verifique a certificação.
- **Virgem:** o óleo de coco não foi refinado (mesmo significado que extravirgem).
- **Extravirgem:** o óleo de coco que não foi refinado (mesmo significado que virgem).
- **Não refinado**: o óleo de coco que não foi quimicamente tratado, fracionado, branqueado ou desodorizado.
- **Refinado:** óleo produzido a partir da copra, que foi fervida e passou pelo processo de branqueamento químico e desodorização.
- **Cru:** o óleo de coco foi produzido sem o uso de temperaturas superiores a 45 °C.
- **Prensado a frio:** o óleo de coco é produzido sem calor, com o uso de água fria no processo de extração.
- **Inodoro:** o óleo de coco foi cozido no vapor ou processado para remover o sabor e o cheiro de coco.
- **Fracionado:** o óleo de coco que teve parte dos ácidos graxos removidos, geralmente o ácido láurico. Às vezes classificado como óleo TCM, dependendo dos ácidos graxos restantes.

O que observar

Em temperatura ambiente, o óleo de coco deve estar solidificado, com o ponto de fusão a 24 °C. Quando solidificado, o óleo de boa qualidade deve ser branco, e completamente transparente quando líquido: não deve apresentar descoloração.

O odor deve ser fresco, com um leve aroma de coco. Ao friccionar o óleo com os dedos, ele deve estar liso e sem resíduos.
Prefira embalagens de vidro, mais adequadas para armazenar este óleo do que as de plástico.

A escolha do óleo

Usos diferentes geralmente não pedem tipos diferentes de óleo. Na maioria das receitas e preparos deste livro, recomendo o uso do óleo de coco virgem ou extravirgem não refinado – se possível, orgânico. Não é essencial escolher um óleo de coco cru, prensado a frio, embora este tenha a melhor qualidade possível e, portanto, ofereça mais benefícios.

Só recomendo o óleo de coco refinado para determinadas aplicações, por exemplo, como lubrificante de máquinas e outras situações nas quais os benefícios nutricionais ou para a saúde não são necessários.

O óleo de coco refinado também pode ser usado na culinária em temperaturas extremamente altas, porque o processo de refino garante que o óleo suporte mais calor.

Verifique as práticas de produção da marca, para se certificar de que o óleo foi submetido ao vapor natural, sem a adição de solventes químicos. Alguns preparos usam o óleo de coco fracionado devido aos benefícios do estado líquido; nestes casos, recomendo a pesquisa de um produto de boa qualidade.

O preço

Você encontrará uma grande diferença entre os preços do óleo refinado, virgem e extravirgem, e também entre o orgânico, o cru e o prensado a frio. Isso geralmente reflete o tempo e trabalho extras envolvidos na produção do óleo de qualidade. Vale a pena comprar o melhor que você puder pagar.

Armazenamento

O óleo de coco é estável, isto é, não fica rançoso em temperatura ambiente. Conserve-o no recipiente original, de preferência de vidro, em um local fresco e longe da luz direta do sol. Caso você more em um local de clima quente, em que o óleo de coco permaneça em seu estado líquido, você pode deixá-lo na geladeira, para facilitar o uso em estado sólido. Embora a maioria dos produtos apresente uma data de validade na embalagem, o óleo de coco não "vence", se armazenado corretamente.

Introdução do óleo de coco na dieta

Como todos os alimentos fortes, é importante introduzir o óleo de coco na dieta gradualmente para evitar quaisquer efeitos desagradáveis. Comece com uma colher de chá por dia e aumente aos poucos. Ao utilizar o óleo de coco no corpo, faça um teste com uma quantidade pequena, para ver se ele se ele é adequado para a sua pele.

Salvo indicação contrária, o óleo de coco usado neste livro é virgem/extravirgem.

Preparo

Se você ainda não usou o óleo de coco para cozinhar, limpar ou hidratar, talvez não esteja familiarizado com a maneira de prepará-lo para uso.

A maioria dos preparos e receitas deste livro pede que o óleo esteja amolecido ou em estado líquido, e isso pode ser feito de várias formas, dependendo da quantidade, e se o óleo está em estado sólido ou líquido. Para quantidades pequenas do óleo sólido, a maneira mais fácil de amolecê-lo é friccionando-o com a ponta dos dedos até atingir a consistência correta para ser misturado aos outros ingredientes.
Para quantidades maiores, você terá que amolecer ou derreter o óleo no calor.

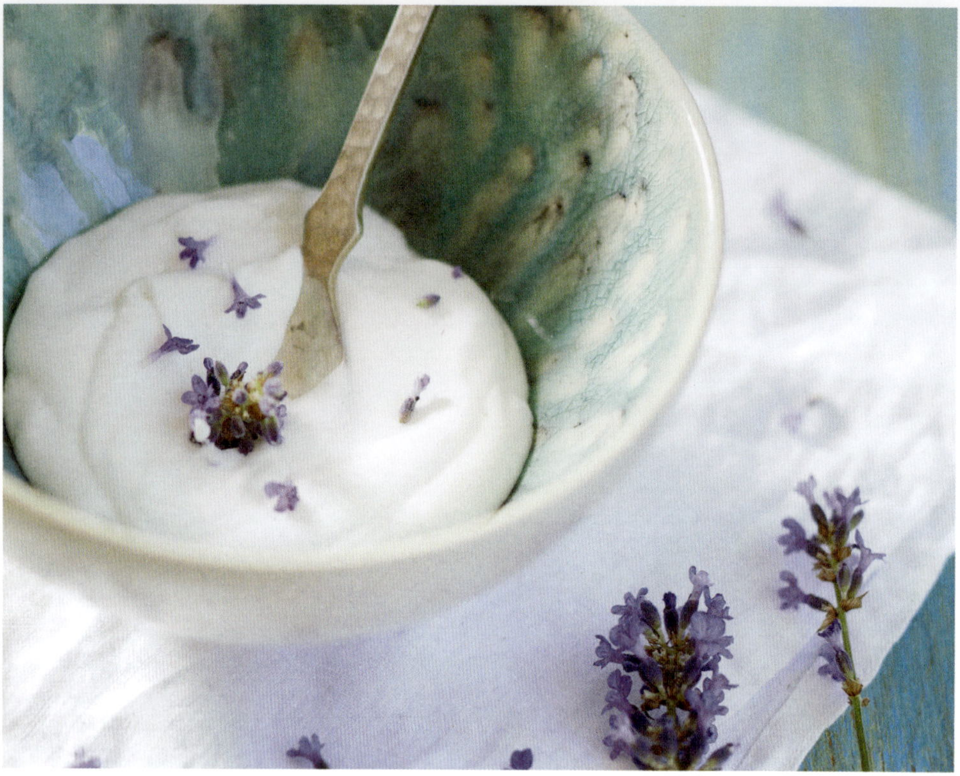

Para derreter

Há uma série de bons métodos para derreter o óleo de coco, mas o meu preferido é o banho--maria, que retém ao máximo suas propriedades benéficas para a saúde. Você vai conhecer os métodos nas instruções para o preparo, mas pode fazer a seu modo.

O banho-maria é um método delicado para derreter o óleo de coco e outros ingredientes: coloque uma tigela em uma panela cheia de água fervente e leve ao fogo – cuidado para não colocar muita água e ela transbordar.
O óleo sólido é colocado na tigela e aquecido aos poucos até derreter. Ou então, você pode colocar a tigela sobre outra tigela cheia de água fervente – demora um pouco mais para derreter os ingredientes.

Você também pode derreter o óleo de coco no micro-ondas aos poucos, tendo o cuidado de acompanhar o processo até o óleo derreter, sem ficar muito quente.

Produtos básicos

Uma série de aplicações domésticas, na saúde e na beleza, usam apenas o óleo de coco. Entretanto, combinado com outros ingredientes, seus usos se multiplicam significativamente e você descobrirá que ele se tornou indispensável. Apresentamos alguns ingredientes-chave que você vai querer ter por perto; eles serão utilizados na maioria dos preparos deste livro. Os ingredientes mais incomuns e menos frequentes estão indicados nas receitas.

Óleos essenciais

Os óleos essenciais são as essências concentradas de várias flores e plantas. Além da fragrância, eles também oferecem uma infinidade de benefícios para a saúde. Os seguintes óleos são usados em muitos preparos:

- Lavanda
- Hortelã-pimenta
- Rosas
- Eucalipto
- Olíbano

Manteiga de karité

É uma gordura extraída da noz de uma árvore africana. Excelente hidratante para a pele, é usada em várias receitas de beleza neste livro. É possível comprá-la on-line e em algumas lojas especializadas. Procure a manteiga de karité não refinada.

Manteiga de cacau

É a gordura da semente do cacau. Assim como a manteiga de karité, ela tem ótimas propriedades hidratantes, mas um perfume muito mais concentrado – de chocolate! Funciona bem em cremes e manteigas corporais, embora sua fragrância deva ser combinada com óleos essenciais. Compre a manteiga de cacau não refinada.

Gel de aloe vera

Feito com a parte interna da folha da babosa, este gel tem um efeito amaciante e refrescante, funcionando muito bem combinado com o óleo de coco, em diversos produtos para a pele. Compre a babosa orgânica e 100% natural.

Óleo de vitamina E

É um antioxidante excelente quando combinado com o óleo de coco nos preparados para a pele. Para as receitas que usam quantidades pequenas, indicamos as cápsulas de vitamina E, fáceis de encontrar. É possível comprar o óleo de vitamina E em embalagens maiores nas lojas de produtos naturais e on-line. Procure as formas orgânicas da vitamina E, como o óleo de germe de trigo. Como a vitamina E pura é muito viscosa para ser embalada, verifique a lista de substâncias químicas adicionadas e escolha a opção mais natural e orgânica.

Cera de abelha

A cera é produzida por abelhas para construir as células das colmeias. Ela funciona bem como hidratante natural e ajuda a ligar e emulsionar outros ingredientes. É utilizada em muitas pomadas e bálsamos apresentados neste livro. Procure uma cera de abelha cosmética de boa qualidade. A cera em flocos ou granulada é mais fácil de pesar e derreter do que a cera em barra. É possível encontrar o produto em algumas lojas de produtos naturais ou on-line.

Mel

É um ingrediente incrivelmente versátil, graças a suas propriedades antibacterianas. O mel usado em muitos preparos e receitas deste livro é o mel líquido comum. Contudo, algumas receitas pedem uma forma mais cristalizada de mel, o que é especificado na receita. Escolha o mel de melhor qualidade que puder comprar, especialmente para fazer produtos para a pele.

Sabão de Castela

Há muitos séculos, todos os sabões vegetais eram feitos na região de Castela, na Espanha. Hoje o nome se refere a qualquer sabão vegetal natural. Procure um sabão puro, garantindo que o produto seja simples e ecológico, livre da adição de detergentes químicos.

Ervas e especiarias

As receitas e preparos deste livro usam várias ervas e especiarias que adicionam propriedades curativas, sabor e aroma. Experimente e tenha em sua despensa uma seleção destes produtos, incluindo a canela, o gengibre e a cúrcuma.

Alimentação

O ÓLEO DE COCO funciona muito bem no mundo da culinária. Com o ressurgimento de sua popularidade como um ingrediente versátil, ele está presente em uma série de receitas, proporcionando-lhes parte de seus benefícios, como o estímulo do metabolismo e o equilíbrio do açúcar no sangue.

Por ser estável, é apropriado para cozinhar em altas temperaturas, porque não se deteriora como outros óleos de cozinha: isso o torna ideal para assar e fritar, em particular.

O sabor natural e fresco torna o óleo de coco especialmente apropriado para as culinárias indiana e tailandesa, assim como um ingrediente ideal para doces e assados. Em estado sólido, em temperatura ambiente, também é um ingrediente perfeito para dar liga a pratos não cozidos, como petiscos, doces cremosos e cheesecakes. Também pode ser usado para substituir a manteiga no preparo de receitas veganas ou sem lactose.

Muitas destas receitas não levam açúcar refinado e usam grãos integrais, se possível. Sugestões de adoçantes alternativos estão listadas entre os ingredientes.

Tenho certeza de que você irá reconhecer o óleo de coco como um ingrediente delicioso e versátil na sua cozinha.

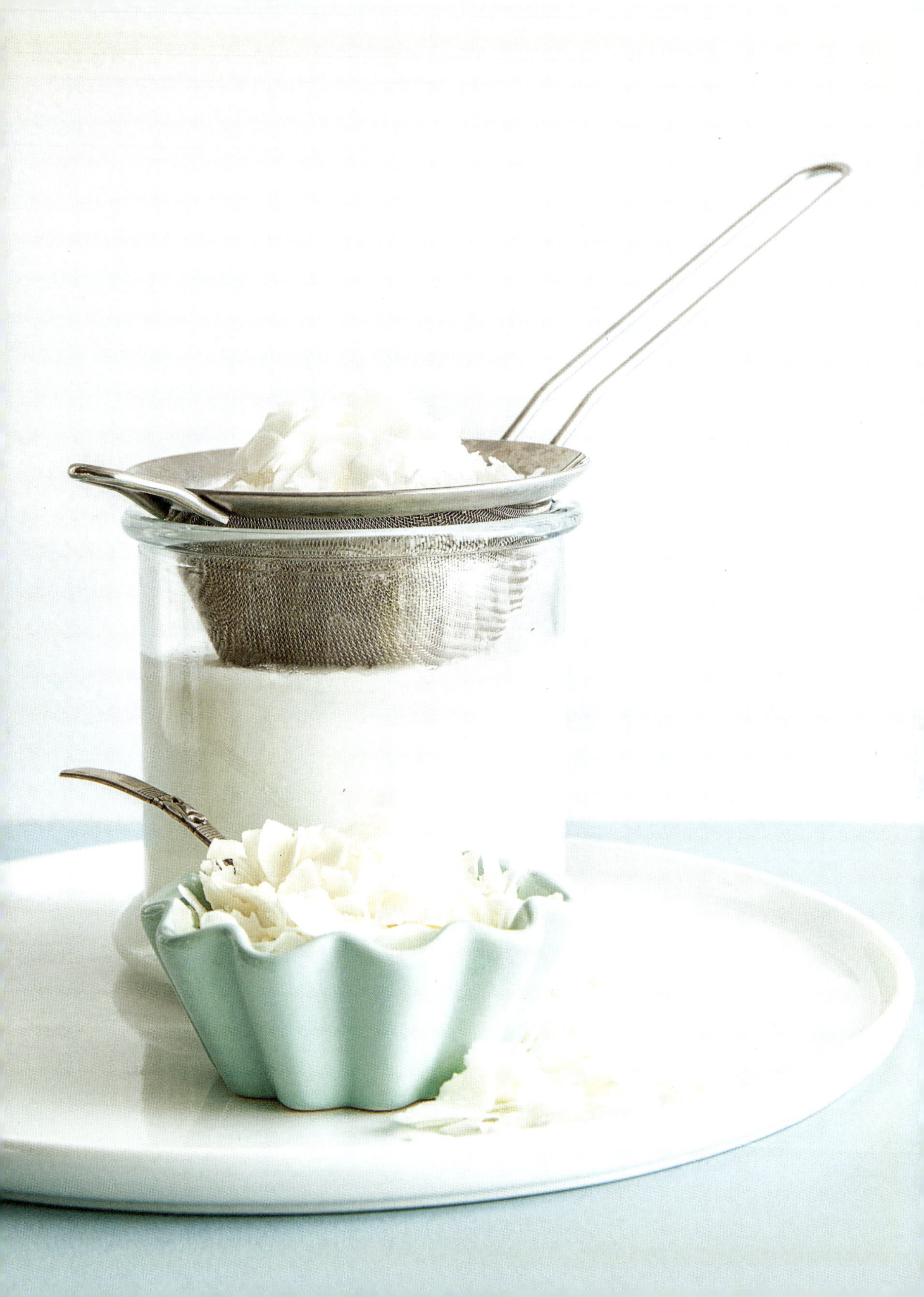

Café da manhã

Existem muitas maneiras de incluir o óleo de coco no cardápio do café da manhã, considerada a refeição mais importante do dia. Não importa se você come uma tigela de cereais, antes de sair correndo, ou se você tem tempo para desfrutar de uma refeição agradável: estas receitas lhe proporcionam energia para enfrentar o dia.

Panqueca de mirtilos e coco queimado

Rende 4-6 porções

225 g farinha de trigo integral
2½ colheres (chá) de fermento em pó
1 colher (chá) de canela
125 ml leite integral
125 ml iogurte integral
2 ovos
2 colheres (sopa) de mel
2 colheres (sopa) de óleo de coco e mais um pouco para fritar
225 g de mirtilos frescos ou congelados e mais um pouco para servir
3 colheres (sopa) de coco ralado desidratado
Maple syrup **(xarope de bordo) para servir**

Em uma tigela, misture a farinha, o fermento e a canela, e faça uma cova no centro. Em outra tigela ou pote, misture o leite, o iogurte, os ovos e o mel. Derreta o óleo de coco e despeje na mistura, mexendo sempre.

Adicione os ingredientes líquidos aos secos e misture bem até obter uma massa lisa. Acrescente os mirtilos e deixe a massa descansar.

Aqueça uma panela no fogo médio e adicione o coco desidratado, mexendo sempre até ficar tostado e dourado. Tire da panela e reserve.

Coloque a panela de volta no fogo e adicione 1 colher (chá) de óleo de coco. Uma vez derretido e aquecido, despeje ¼ de xícara da massa na panela. Frite por 3-5 minutos ou até a parte inferior ficar firme e bolhas começarem a aparecer na superfície.

Vire e frite o outro lado, antes de tirar da panela e manter aquecido em um prato no forno aquecido ou sob a grelha em temperatura baixa. Repita com a massa restante, adicionando mais óleo de coco à panela, antes de fritar cada panqueca.

Sirva coberta com o *maple syrup*, alguns mirtilos frescos e um punhado de coco queimado.

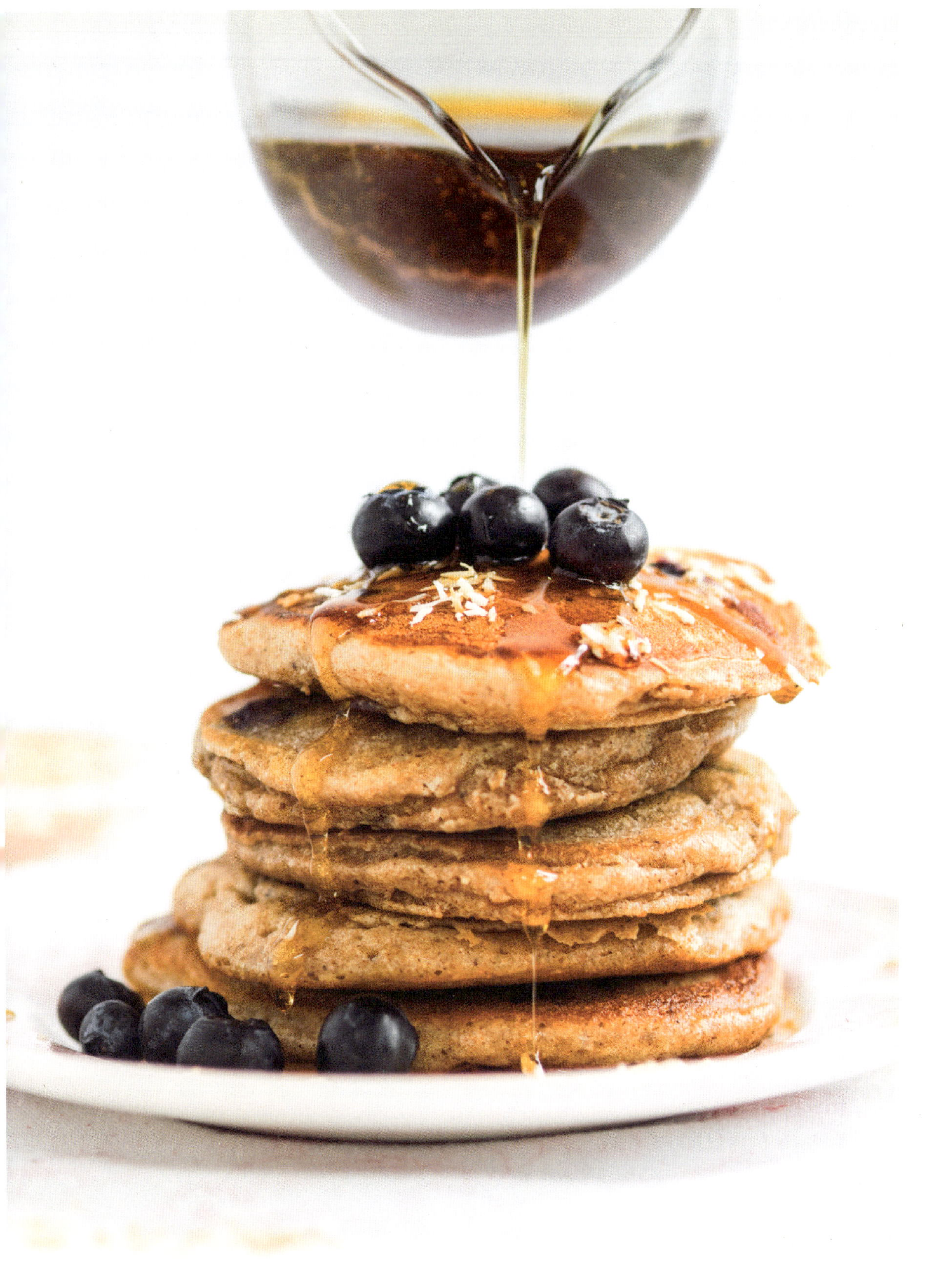

Mingau de abóbora apimentado

Rende 1 porção

40 g de aveia integral prensada
150 ml de água (ou leite)
60 g de purê de abóbora sem açúcar
1 colher (chá) de canela
½ colher (chá) de gengibre em pó
1 colher (sopa) de óleo de coco
1 colher (sopa) de *maple syrup* (xarope de bordo) ou mel (opcional)
Canela em pó para servir

Aqueça a aveia e a água (ou leite) em uma panela, no fogo médio. Deixe cozinhar lentamente e engrossar, mexendo em intervalos regulares, por 7-10 minutos.

Quando engrossar e ficar cremoso, misture o purê de abóbora, a canela, o gengibre, o óleo de coco e o *maple syrup* ou mel, se utilizar. Polvilhe um pouco de canela por cima e sirva.

Mingau de framboesa e coco

Rende 1 porção

2 colheres (sopa) de coco ralado desidratado
40 g de aveia integral prensada
150 ml de água (ou leite)
125 g de framboesas frescas
1 colher (sopa) de óleo de coco
1 colher (sopa) de *maple syrup* (xarope de bordo) ou mel (opcional)

Em uma panela pequena, toste o coco desidratado em fogo alto, mexendo sempre, por 2-3 minutos, ou até dourar levemente. Reserve.

Aqueça a aveia e a água (ou leite) em uma panela no fogo médio. Deixe cozinhar lentamente e engrossar, mexendo em intervalos regulares, por 7-10 minutos.

Quando engrossar e ficar cremoso, misture as framboesas, o óleo de coco e o *maple syrup* ou mel, se utilizar. Sirva com o coco queimado por cima.

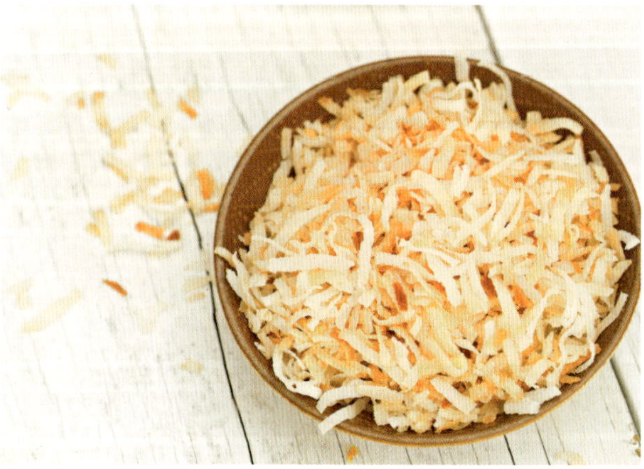

Dicas e ideias

Experimente ingredientes adicionais diferentes com flocos de aveia e água (ou leite). Frutas vermelhas frescas, nozes picadas e frutas secas são algumas das opções que podem ser adicionadas à receita básica.

Mingau de canela

Rende 1 porção

40 g de aveia integral prensada
150 ml de água (ou leite)
1 colher (sopa) de óleo de coco
1½ colher (chá) de canela
1-2 colheres (sopa) de *maple syrup* (xarope de bordo)

Cobertura:
1 colher (sopa) de açúcar de coco ou mascavo
½ colher (chá) de canela
1 colher (sopa) de manteiga de coco ou pasta de broto de trigo germinado

Aqueça a aveia e a água (ou leite) em uma panela no fogo médio. Deixe cozinhar lentamente e engrossar, mexendo em intervalos regulares, por 7-10 minutos.

Quando engrossar e ficar cremoso, misture o óleo de coco, a canela e o *maple syrup*. Despeje em uma tigela e reserve enquanto prepara a cobertura.

Misture o açúcar de coco ou mascavo com a canela e polvilhe sobre o mingau, e acrescente um pouco de manteiga de coco (pode ser necessário amolecer a manteiga antes de usar) ou a pasta de brotos de trigo.

Mingau de maçã, passas e canela

Rende 1 porção

40 g de aveia integral prensada
150 ml de água (ou leite)
1 maçã
2 colheres (sopa) de uvas-passas
1 colher (chá) de canela
1 colher (sopa) de óleo de coco
1 colher (sopa) de *maple syrup* (xarope de bordo) ou mel (opcional)
Canela em pó para servir

Aqueça a aveia e a água (ou leite) em uma panela, em fogo médio. Pique a maçã em pedaços pequenos e coloque na panela junto com as passas e a canela. Deixe cozinhar lentamente e engrossar, mexendo em intervalos regulares, por 7-10 minutos.

Quando engrossar e ficar cremoso, misture o óleo de coco e o *maple syrup* ou o mel, se utilizar. Polvilhe canela por cima e sirva.

Mingau de aveia com banana e nozes

Rende 1 porção

40 g de aveia integral prensada
150 ml de água (ou leite)
1 banana
1 colher (sopa) de óleo de coco
1 colher (sopa) de *maple syrup* (xarope de bordo) ou mel (opcional)
25 g de nozes

Aqueça a aveia e a água (ou leite) em uma panela, no fogo médio. Deixe cozinhar lentamente e engrossar, mexendo em intervalos regulares, por 7-10 minutos.

Amasse a banana e acrescente ao mingau, misturando bem para incorporar. Adicione o óleo de coco e o *maple syrup* ou mel, se utilizar. Antes de servir, pique as nozes grosseiramente e espalhe por cima do mingau.

Granola de amêndoas e especiarias

Rende 6-8 porções

150 g de amêndoas
150 g de castanhas de caju
175 g de aveia em flocos grossos
Uma pitada de sal marinho
1 colher (chá) de canela
½ colher (chá) de gengibre em pó
¼ de colher (chá) de cravo-da-índia em pó
2 colheres (sopa) de óleo de coco
75 ml de mel
60 g manteiga de amêndoas

Preaqueça o forno a 175 °C. Pique grosseiramente as amêndoas e as castanhas-de-caju e misture com a aveia, o sal e as especiarias em uma tigela grande.

Derreta o óleo de coco em banho-maria e misture com o mel e a manteiga de amêndoas. Despeje sobre a aveia misturada, mexa bem para cobrir uniformemente.

Forre uma assadeira com papel-manteiga. Espalhe a granola em uma única camada (use outra assadeira, se necessário). Asse por 10-20 minutos, virando a granola frequentemente para garantir um cozimento uniforme. Tire do forno quando estiver dourado e tostado.

Deixe esfriar e conserve em um recipiente hermético por até 2 semanas.

Granola de avelãs e chocolate

Rende 6-8 porções

150 g de avelãs
175 g de aveia em flocos grossos
75 g de sementes de abóbora
75 g de sementes de girassol
60 ml de óleo de coco
75 ml de mel
25 g de cacau em pó
½ colher (chá) de sal

Preaqueça o forno a 175 °C. Pique as avelãs e misture com a aveia e as sementes em uma tigela grande.

Derreta o óleo de coco em banho-maria e misture com o mel, o cacau em pó e o sal. Despeje sobre a aveia e as avelãs, e misture bem para cobrir uniformemente.

Forre uma assadeira com papel-manteiga. Espalhe a granola na assadeira em uma única camada (use outra assadeira, se necessário). Asse por 10-20 minutos, vire a granola frequentemente para garantir um cozimento uniforme. Tire do forno quando estiver bem dourado e tostado.

Deixe esfriar e conserve em um recipiente hermético por até 2 semanas.

Granola de coco, baunilha e amêndoas

Rende 6-8 porções

150 g de amêndoas
175 g de aveia em flocos grossos
100 g de coco ralado desidratado
Uma pitada de sal
2 colheres (sopa) de óleo de coco
75 ml de mel
60 g de manteiga de amêndoas
2 colheres (chá) de extrato de baunilha

Preaqueça o forno a 175 °C. Pique grosseiramente as amêndoas e, em uma tigela grande, misture com a aveia, o coco desidratado e o sal.

Derreta o óleo de coco em banho-maria e misture com o mel, a manteiga de amêndoas e o extrato de baunilha. Despeje sobre a aveia e as amêndoas e misture bem para cobrir uniformemente.

Forre uma assadeira com papel-manteiga. Espalhe a granola na assadeira em uma única camada (se necessário, use outra assadeira). Asse por 10-20 minutos, virando a granola frequentemente, para garantir o cozimento uniforme. Tire do forno quando estiver bem dourado e tostado.

Deixe esfriar e conserve em um recipiente hermético por até 2 semanas.

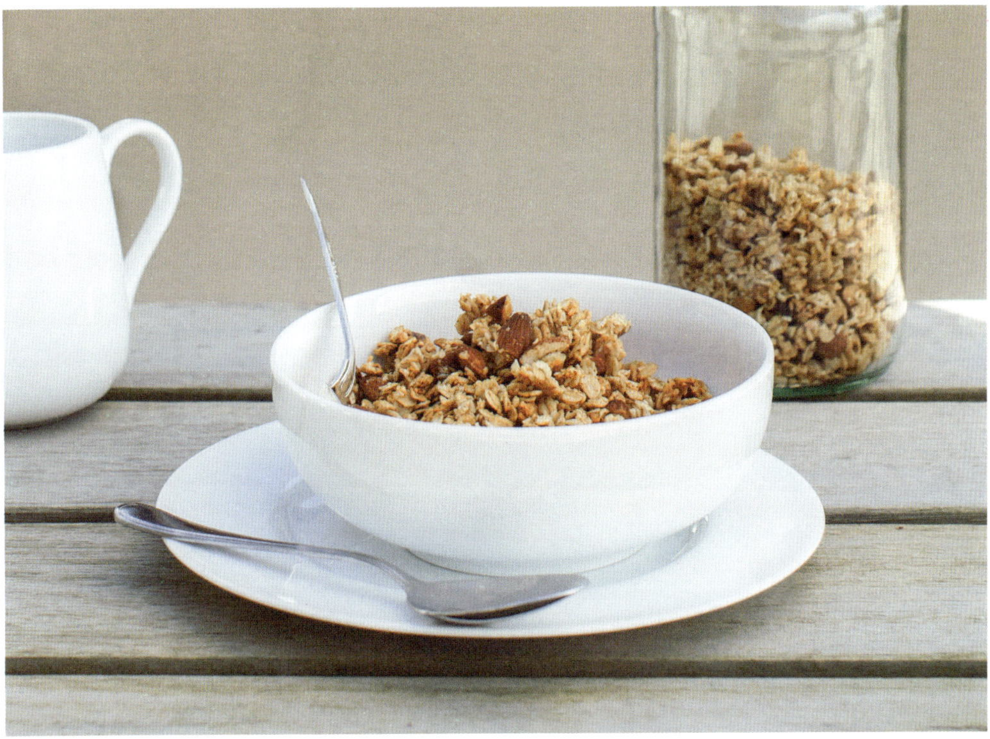

Bebidas

Vitaminas são perfeitas para um café da manhã rápido. O preparo é fácil e elas contêm as qualidades da fruta (e, às vezes, dos legumes/verduras). Contudo, uma vitamina nem sempre satisfaz, e é aí que entra o óleo de coco como um superaditivo. Além dos benefícios nutricionais, essas vitaminas saciam mais e garantem níveis de energia mais estáveis. A bebida deve ser batida para dissolver os grumos de óleo de coco.

Vitamina tropical

Rende 1 copo

225 g de abacaxi em pedaços
100 g de manga (fresca ou congelada)
1 colher (sopa) de óleo de coco
1 xícara de água de coco

Bata todos os ingredientes no liquidificador até a mistura ficar homogênea.
Despeje em um copo alto e bom apetite.

Vitamina verde cremosa

Rende 1 copo

25 g de espinafre
1 banana madura
½ abacate
1 colher (sopa) de óleo de coco
225 ml de água ou leite

Bata todos os ingredientes no liquidificador até a mistura ficar homogênea.
Despeje em um copo alto e bom apetite.

Vitamina verde detox

Rende 1 copo

25 g de espinafre
1 banana madura
1 pedaço de pepino de 7,5 cm, cortado em pedaços
1 colher (sopa) de óleo de coco
225 ml de água ou leite
2-4 cubos de gelo (opcional)

Bata todos os ingredientes no liquidificador até a mistura ficar homogênea.
Despeje em um copo alto e bom apetite.

Vitamina de morango e iogurte

Rende 1 copo

225 g de morangos frescos
1 banana
225 ml de iogurte grego (ou iogurte de coco sem lactose)
1 colher (sopa) de óleo de coco
225 ml de leite integral (ou sem lactose)
2-4 cubos de gelo (opcional)

Bata todos os ingredientes no liquidificador até a mistura ficar homogênea.
Despeje em um copo alto e bom apetite.

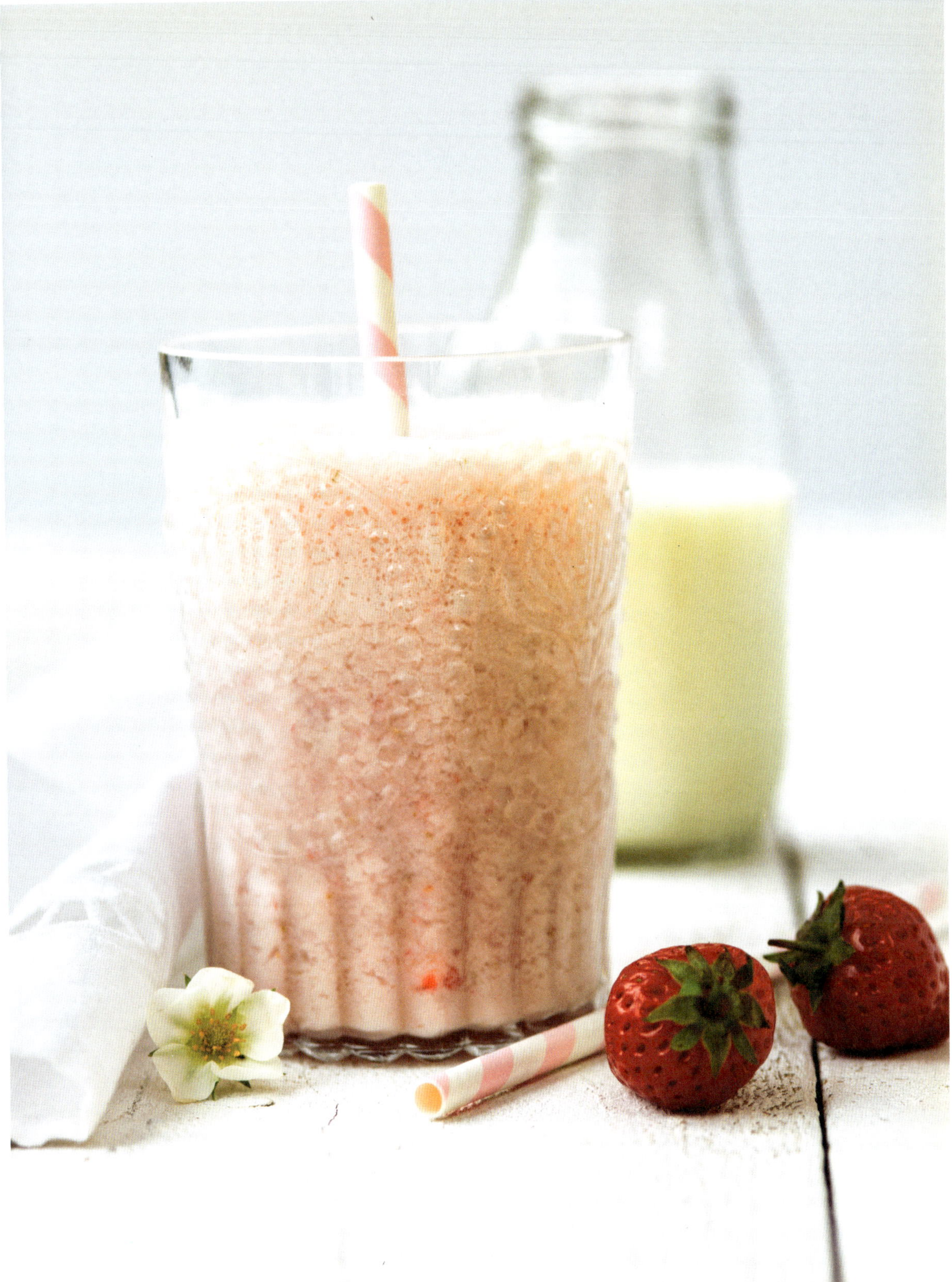

Vitamina de cerejas e chocolate

Rende 1 copo

100 g de cerejas congeladas
1 banana madura
1 colher (sopa) de cacau em pó
1 colher (sopa) de óleo de coco
225 ml de água

Bata todos os ingredientes no liquidificador até a mistura ficar homogênea. Despeje em um copo alto e bom apetite.

Vitamina de mirtilos e coco

Rende 1 copo

225 g de mirtilos (frescos ou congelados)
100 g de manga picada
1 colher (sopa) de óleo de coco
225 ml de água (ou leite)
2 colheres (sopa) de leite de coco

Bata os mirtilos, a manga, o óleo de coco e a água (ou o leite) no liquidificador até a mistura ficar homogênea.

Despeje em um copo alto e complete com o leite de coco.

Vitamina antigripal de pera e gengibre

Rende 1 copo

1 pera grande descascada, sem sementes e cortada em pedaços
225 ml de leite sem lactose
1 colher (chá) de gengibre ralado
½ colher (chá) de canela
1 colher (sopa) de óleo de coco

Cozinhe a pera no vapor por 5-10 minutos até amolecer.

Em uma panela separada, aqueça o leite sem lactose.

Bata a pera, o leite, as especiarias e o óleo de coco no liquidificador até a mistura ficar homogênea.

Sirva quente em um copo ou caneca.

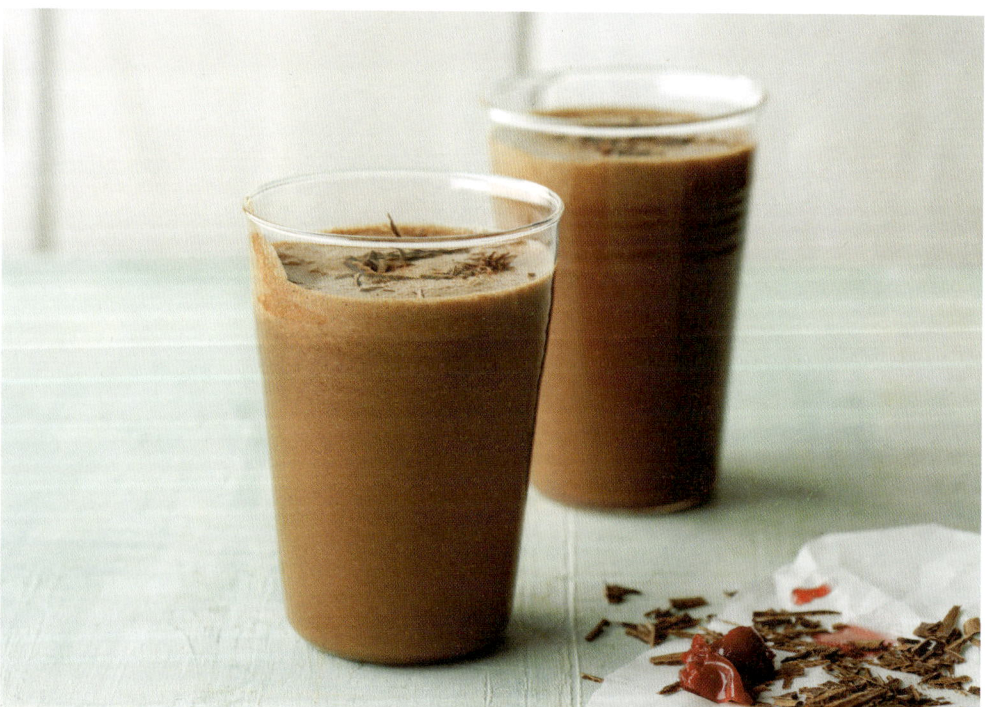

Café com óleo de coco

Rende 1 xícara

225 ml de café pronto de boa qualidade
½-1 colher (sopa) de óleo de coco

Adicione o óleo de coco ao café ou bata no liquidificador ou com um batedor até formar uma espuma.

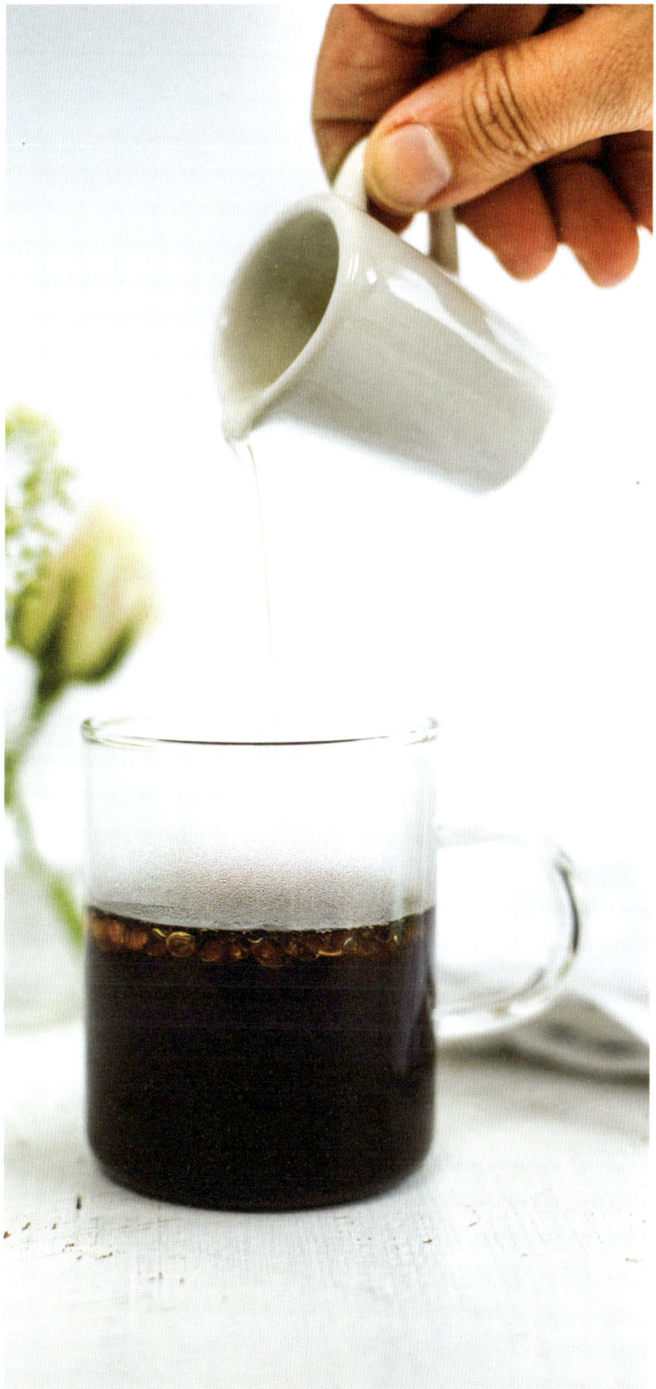

Molhos e patês

É bom ter uma variedade de molhos para salada e patês fáceis de preparar e prontos para serem saboreados em almoços leves, piqueniques, festas e lanches. Aqui o óleo de coco transforma a maionese caseira, além de trazer uma nova dimensão de sabor para os patês.

Maionese

Rende 350 ml

1 ovo mais 2 gemas
1 colher (sopa) de mostarda de Dijon
Suco de ½ limão-siciliano
½ colher (chá) de sal
100 g de óleo de coco
125 ml de azeite extravirgem

Bata o ovo, as gemas, a mostarda, o suco de limão-siciliano e o sal no processador ou liquidificador. Aqueça o óleo de coco em banho-maria até derreter (não aqueça muito). Com o processador ligado em baixa velocidade, adicione lentamente o azeite e o óleo de coco.

Transfira para um pote e conserve na geladeira. A maionese dura 1 semana.

Molho para salada com óleo de coco

Rende 350 ml

75 ml de óleo de coco
75 ml de azeite
75 ml de vinagre de maçã
1 colher (sopa) de mel
1 dente de alho picado fino
½ colher (chá) de tempero italiano (manjericão, orégano, alecrim e tomilho)
Uma pitada generosa de sal
Pimenta-do-reino moída na hora a gosto

Derreta o óleo de coco em banho-maria e reserve.

Coloque os ingredientes restantes em uma tigela e misture bem. Continue misturando enquanto rega com o óleo de coco.

Transfira para um pote ou garrafa de vidro e guarde na geladeira. Volte para a temperatura ambiente e agite bem antes de temperar a salada.

O molho para salada conserva-se bem por 2 semanas na geladeira.

Pasta de coco com creme de amendoim

Rende 225 ml

100 g de óleo de coco
125 g de creme de amendoim
1-2 colheres (sopa) de mel (para adoçar)
½ colher (chá) de pimenta chili picada fina
½ colher (sopa) de shoyu (para apimentar)
Sal a gosto

Derreta o óleo de coco em banho-maria. Acrescente o creme de amendoim enquanto o óleo de coco ainda estiver quente no banho-maria. Misture bem e adicione os ingredientes doces ou salgados.

Transfira para uma tigela e sirva imediatamente, ou coloque em um pote e guarde na geladeira. Para usar, aqueça em uma tigela com água quente.

Pasta de abacate

Rende 225 ml

2 abacates maduros
Suco de 1 limão
1 dente de alho amassado
½ colher (chá) de sal
2 colheres (sopa) de óleo de coco
2 colheres (sopa) de água
1 pimenta chili vermelha picada fina
1 cebola roxa pequena picada fina
25 g de coentro fresco picado fino

Retire a polpa dos abacates e coloque no processador ou liquidificador com o suco de limão, o alho e o sal. Derreta o óleo de coco em banho-maria e reserve.

Bata o abacate até obter uma pasta lisa, raspando as laterais da tigela se necessário. Com o processador ligado, despeje o óleo de coco em fio até incorporar bem. Acrescente a água, 1 colher (sopa) por vez para ajustar a consistência. Transfira a pasta para uma tigela e reserve.

Incorpore a pimenta chili, a cebola e o coentro a pasta. Transfira para uma tigela (se for servir) ou para um recipiente hermético. Pode ser conservado por 3 dias na geladeira.

Homus ao curry

Rende 350 ml

400g de grão-de-bico em conserva
1 dente de alho amassado
4 colheres (sopa) de tahine (pasta de gergelim)
Suco de 1 limão-siciliano
½ colher (chá) de curry em pó suave (mais um pouco para servir)
½ colher (chá) de cominho em pó
Uma pitada grande de cúrcuma
¼ de colher (chá) de sal
2-6 colheres (sopa) de água (ou o necessário)
2 colheres (sopa) de óleo de coco

Escorra o grão-de-bico, lave e coloque no liquidificador ou processador. Adicione o alho, o tahine, o suco de limão-siciliano, o curry, o cominho, a cúrcuma e o sal. Bata até engrossar e ficar homogêneo, acrescentando 1 colher de água por vez, para ajustar a textura, se necessário.

Com o processador ligado, regue o homus com o óleo de coco derretido. Se necessário, adicione mais um pouco de água (o homus fica firme depois de esfriar, portanto, acrescente água suficiente para manter uma consistência pastosa).

Transfira para uma tigela ou pote e sirva com uma pitada de curry em pó.

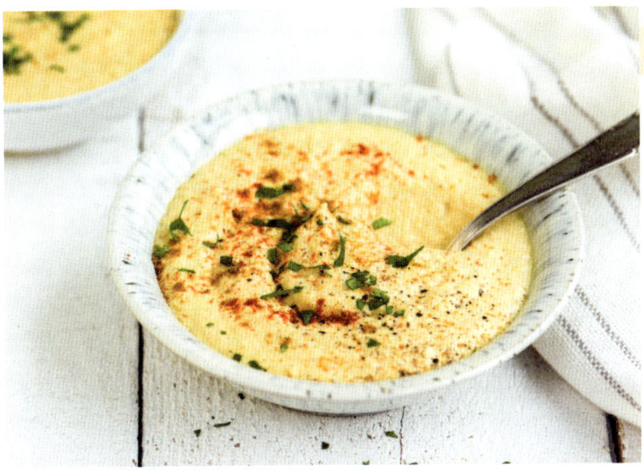

Dicas e ideias

A adição do óleo de coco dá uma textura mais firme a este homus, além de realçar o sabor das especiarias.

Curries

O óleo de coco é um complemento excelente para curries, proporcionando suculência e um sabor sutil e delicioso de coco. Ele também equilibra a picância dos pratos, acrescentando um frescor que se harmoniza com ervas como o coentro.

Curry de legumes e coco

Rende 4 porções

3 colheres (sopa) de óleo de coco
1 berinjela em cubos
1 cebola picada fina
2 colheres (sopa) de curry em pó suave
1 colher (chá) de cominho em pó
½ colher (chá) de coentro em pó
2 batatas-doces médias em cubos
400 ml de leite de coco
800 g de lentilhas em conserva
1 pimentão vermelho ou amarelo fatiado
Arroz integral ou branco para acompanhar
Coentro fresco picado para servir

Em uma panela grande ou wok aqueça 1 colher (sopa) de óleo de coco em fogo médio-alto. Acrescente a berinjela e refogue até dourar. Tire da panela e reserve.

Adicione o óleo de coco restante. Acrescente a cebola, o curry em pó, o cominho em pó e o coentro em pó e refogue por 3-5 minutos até as especiarias soltarem o aroma e a cebola ficar transparente.

Acrescente a batata-doce e o leite de coco e deixe cozinhar lentamente por 20 minutos, ou até a batata-doce começar a amolecer.

Escorra as lentilhas e coloque na panela com a berinjela e o pimentão. Mantenha no fogo até a batata-doce ficar completamente macia e o pimentão amolecer.

Sirva com arroz integral ou branco e coentro fresco picado.

Curry de frango tailandês

Rende 4 porções

Pasta de curry:
4 dentes de alho amassados
½ cebola picada
2 talos de capim-limão descascados e picados
1 pedaço de 5 cm de gengibre fresco descascado e picado
4 pimentas chili verdes
1 colher (chá) de cominho em pó
60 g de coentro fresco
2 colheres (sopa) de molho de peixe
1 colher (sopa) de óleo de coco

Curry:
2 colheres (sopa) de óleo de coco
450 g de coxas de frango desossadas, sem pele e cortadas em cubos
800 ml de leite de coco
1 pimentão vermelho fatiado fino
225 g de ervilha-torta
Arroz integral ou branco para acompanhar
Coentro fresco picado para acompanhar
2 limões cortados em gomos para servir

Para a pasta de curry, coloque todos os ingredientes no processador e bata até obter uma pasta espessa.

Em uma panela grande ou wok, aqueça o óleo de coco no fogo médio. Acrescente 4 colheres cheias (sopa) da pasta de curry (guarde o restante na geladeira) e frite por 5 minutos até sentir o aroma.

Adicione os cubos de frango, frite por 1-2 minutos e acrescente o leite de coco. Aumente o fogo para levar à fervura. Deixe cozinhar lentamente por 20 minutos até o frango ficar cozido e macio.

Adicione o pimentão e a ervilha-torta, e deixe cozinhar lentamente por mais 5 minutos.

Sirva com o arroz integral ou branco, um punhado de coentro fresco e gomos de limão.

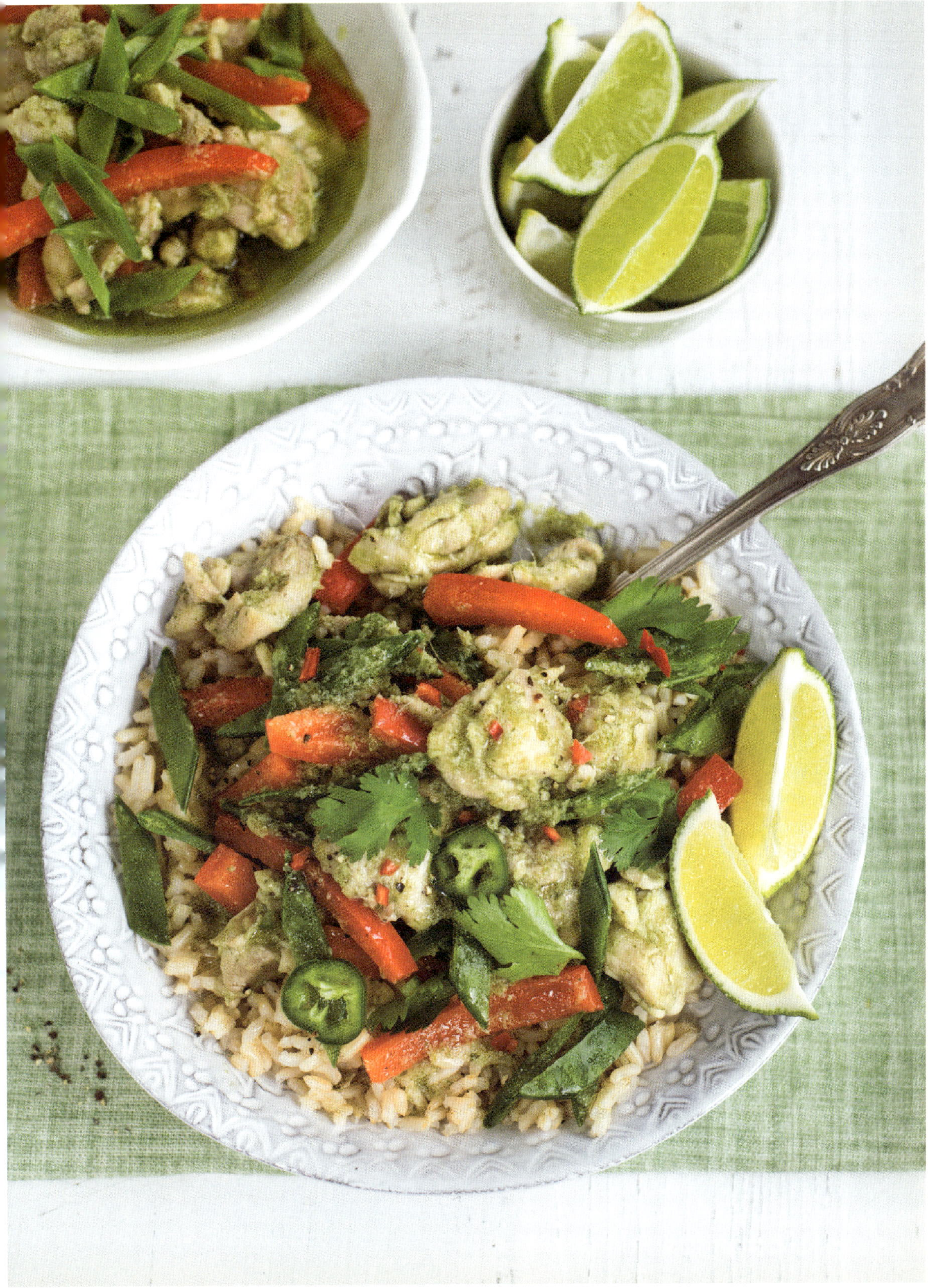

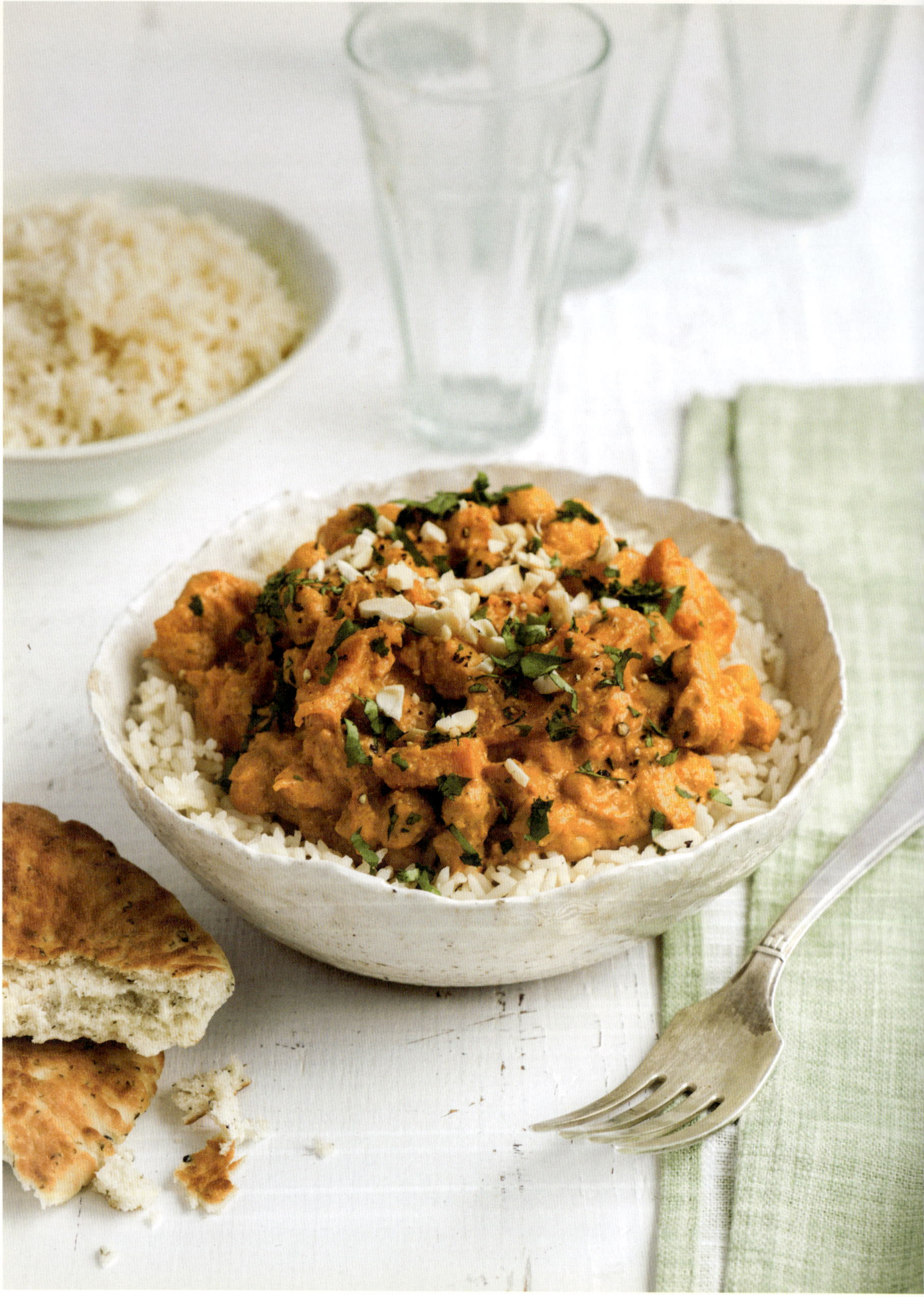

Korma de grão-de-bico e abóbora

Rende 4 porções

1 colher (sopa) de óleo de coco
1 abóbora manteiga média descascada e cortada em cubos
800 g de grão-de-bico em conserva
Arroz integral ou branco ou pão naan para acompanhar
Coentro fresco picado para acompanhar

Para o molho korma:
60 g de óleo de coco
60 g de castanhas-de-caju em pedaços
225 ml de caldo de legumes e mais um pouco se necessário
225 ml de iogurte grego
60 g de extrato de tomate
1 colher (sopa) de mel
3 colheres (chá) de garam masala
1 colher (chá) de canela
1 colher (chá) de cúrcuma
1 colher (chá) de coentro em pó
½ colher (chá) de cominho

Este molho korma cremoso também pode ser feito com frango, no lugar ou junto com o grão-de-bico. O molho restante pode ser conservado na geladeira ou no freezer para outro momento.

Preaqueça o forno a 200 °C.

Derreta o óleo de coco em banho-maria. Misture a abóbora com o óleo de coco e disponha na assadeira em camada única. Asse por 30-40 minutos até amolecer. Reserve.

Enquanto a abóbora assa, prepare um purê com os outros ingredientes no processador e reserve.

Escorra e lave o grão-de-bico e coloque em uma panela grande, junto com a abóbora. Acrescente metade do molho korma e leve ao fogo, adicionando mais caldo de legumes para diluir, se necessário. Cozinhe lentamente até aquecer bem, e sirva com o arroz ou o pão naan e o coentro picado.

Dahl de lentilhas

Rende 2-4 porções

400 g de lentilhas vermelhas
2 colheres (sopa) de óleo de coco
1 cebola picada fina
2 dentes de alho amassados
1 pedaço de 5 cm de gengibre descascado e ralado
1 colher (chá) de cúrcuma
½ colher (chá) de sal
475 ml de caldo de legumes
1 colher (chá) de garam masala
100 ml de leite de coco
Arroz ou pão naan para acompanhar
Salsinha picada para acompanhar

Este dahl de lentilhas inclui dois superalimentos anti-inflamatórios: o óleo de coco e a cúrcuma. Pode ser servido com arroz ou pão naan como prato principal, ou sozinho, como sopa.

Escolha as lentilhas e lave em uma peneira. Em uma panela grande, aqueça o óleo de coco em fogo médio. Adicione a cebola, o alho, o gengibre, a cúrcuma e o sal, e refogue por 2 minutos, mexendo sempre.

Acrescente as lentilhas e o caldo de legumes, e leve a panela ao fogo. Tampe e cozinhe por 15 minutos. Adicione o garam masala e o leite de coco, e misture bem. Continue o cozimento até engrossar o dhal.

Sirva com arroz ou pão naan e a salsinha picada.

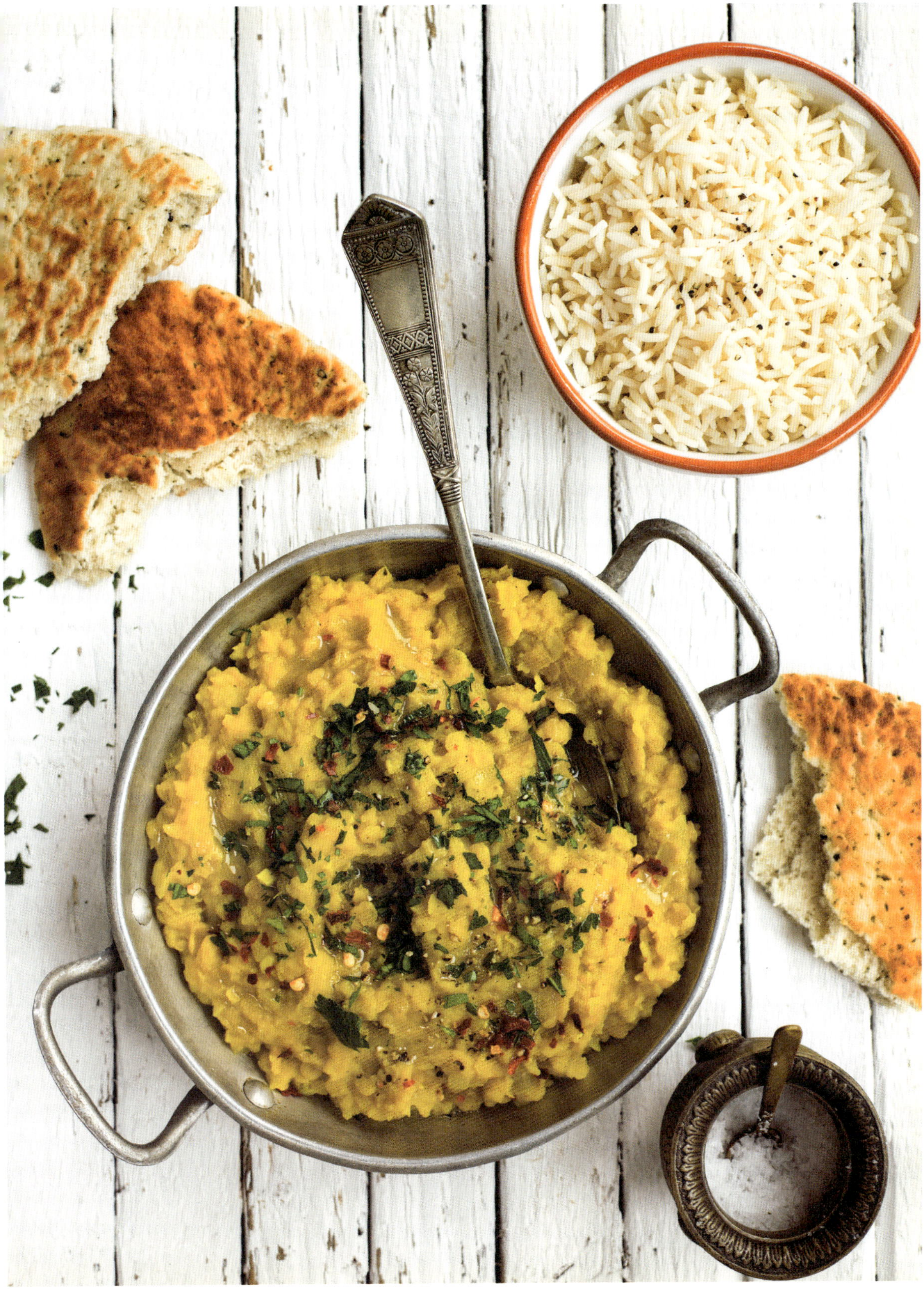

Frango e legumes assados

O óleo de coco combina muito bem com frango assado. A pele fica crocante e a carne úmida, proporcionando ao prato um aroma especial. Se for servir mais de quatro pessoas, prepare um frango grande e ajuste o tempo de cozimento. Você também vai precisar aumentar a quantidade de óleo de coco para a pasta, dependendo do tamanho do frango.

Frango assado com limão e alecrim

Rende 4 porções

1 frango médio
75 g de óleo de coco
2 limões-sicilianos
6 dentes de alho (2 picados finos)
2 ramos de alecrim fresco

Preaqueça o forno a 190 °C. Retire os miúdos do frango e coloque a carne em uma assadeira grande. Cubra e espere que fique na temperatura ambiente.

Derreta o óleo de coco em banho-maria. Raspe a casca dos limões--sicilianos. Prepare uma pasta com as raspas, o alho picado e o óleo de coco.

Corte os limões-sicilianos ao meio e coloque dentro do frango com 4 dentes de alho inteiros e 1 ramo de alecrim, cortado em pedaços, se necessário. Esfregue a mistura de óleo de coco no frango, inserindo um pouco sob a pele. Coloque o outro ramo de alecrim no espaço entre as coxas do frango.

Leve o frango ao forno e asse segundo as instruções (geralmente 20 minutos para cada 450 g, mais 20 minutos). Observe a cada 30 minutos e regue o frango com o líquido coletado do fundo da assadeira. Para confirmar se o frango está bem assado, use um termômetro de cozinha, ou espete a carne acima da coxa e verifique se o líquido que sai está claro.

Deixe descansar por 15 minutos, destrinche e sirva.

Variações

Frango assado com chili e limão: substitua os limões-sicilianos por 1 limão-taiti, use 1 dente de alho e substitua o alecrim por 2 pimentas chili vermelhas picadas finas e 2 colheres (sopa) de mel. Esfregue a mistura no frango e siga a receita.

Frango assado com cinco especiarias: use 1 dente de alho e substitua os limões-sicilianos e o alecrim por 3 colheres (sopa) de cinco especiarias chinesas, 2 colheres (sopa) de mel e 1 colher (sopa) de shoyu. Esfregue a mistura no frango e siga a receita.

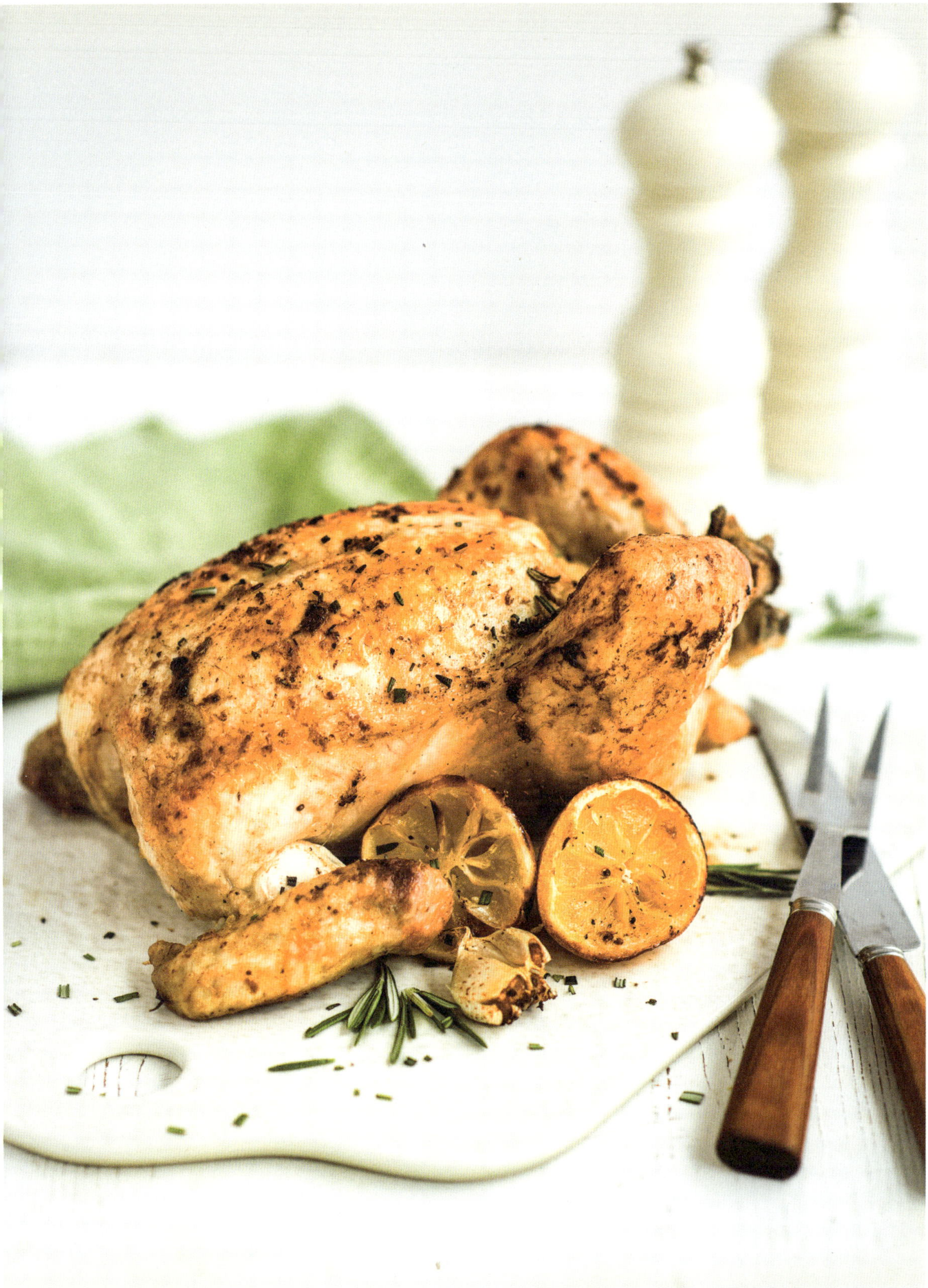

Batata-doce assada

1 batata-doce média por pessoa
½-1 colher (sopa) de óleo de coco por pessoa
Sal e pimenta-do-reino moída na hora

Preaqueça o forno a 190 °C.

Para assar a batata-doce inteira, envolva-a com óleo de coco e sal e embrulhe no papel-alumínio. Asse até amolecer por aproximadamente 1 hora, dependendo do tamanho.

Para assar em fatias, rodelas ou cubos, corte a batata-doce em pedaços uniformes. Coloque em uma assadeira e acrescente o óleo de coco. Leve ao forno por 5 minutos, tire da forma e passe a batata-doce no óleo de coco derretido para cobrir. Leve de volta ao forno e asse até amolecer por uns 30-40 minutos.

Tempere com sal e pimenta-do-reino a gosto e sirva.

Legumes mediterrâneos assados

Rende 4 porções

2 pimentões grandes cortados em cubos
1 berinjela pequena cortada em cubos
1 abobrinha cortada em cubos
2 cebolas roxas cortadas em rodelas
2 colheres (sopa) de óleo de coco
Sal e pimenta-do-reino moída na hora

Preaqueça o forno a 190 °C. Coloque os legumes com o óleo de coco na assadeira. Asse por 5 minutos, tire do forno e passe os legumes no óleo derretido.

Leve de volta ao forno e asse até amolecer e dourar as bordas, aproximadamente por 30-40 minutos.

Tempere com sal e pimenta-do-reino e sirva.

Raízes assadas

Rende 4 porções

1 abóbora-manteiga pequena sem sementes e cortada em rodelas
1 pastinaca cortada em cubos
1 nabo cortado em cubos
2 colheres (sopa) de óleo de coco
Sal e pimenta-do-reino moída na hora

Preaqueça o forno a 190 °C. Coloque as raízes em uma ou duas assadeiras e adicione o óleo de coco. Leve ao forno por 5 minutos, tire do forno e passe os legumes no óleo derretido.

Leve de volta ao forno e asse até amolecer por aproximadamente 30-40 minutos. Tempere com sal e pimenta-do-reino a gosto e sirva.

Chips de couve da toscana

Rende 4 porções

6-8 folhas grandes de couve da toscana (kale)
2 colheres (sopa) de óleo de coco
½ colher (chá) de sal

Preaqueça o forno a 130 °C. Separe as folhas de couve do caule resistente. Rasgue as folhas em pedaços pequenos. Lave e seque bem (a umidade vai deixar os salgadinhos encharcados).

Forre duas ou três assadeiras com papel-manteiga. Disponha a couve sobre o papel, em uma camada.

Derreta o óleo de coco em banho-maria e regue a couve. Massageie todas as folhas e salpique o sal.

Asse no forno por uns 20 minutos e verifique a cada 5 minutos, até a couve ficar crocante. Deixe esfriar e sirva.

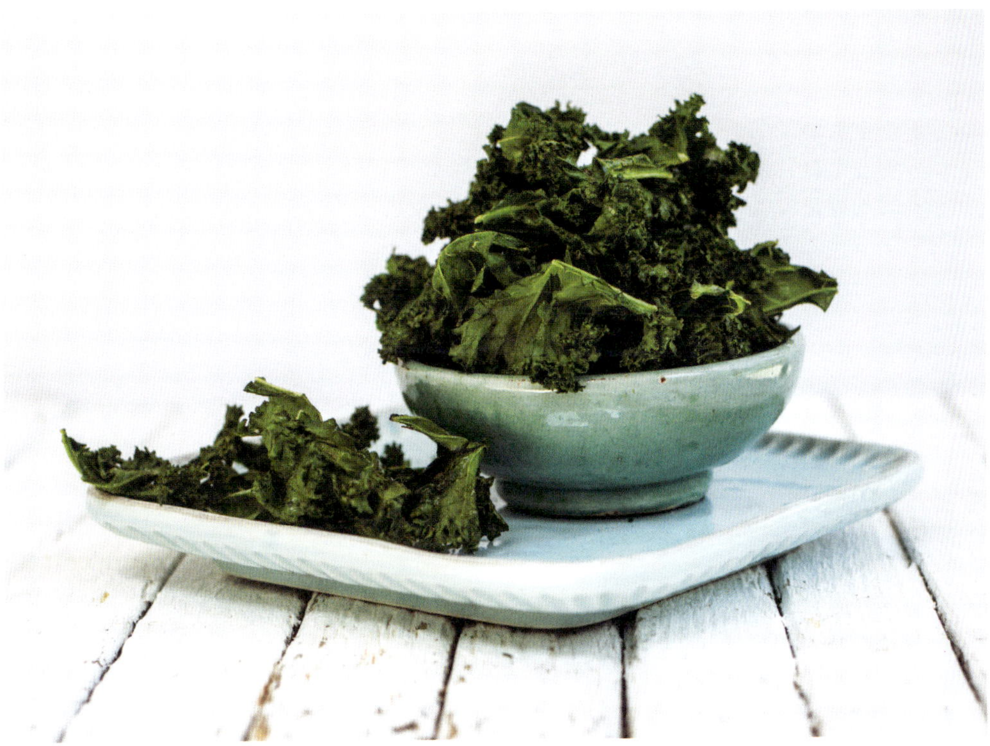

Frutas assadas

Se você nunca experimentou frutas assadas, acredite – vale a pena! Assar intensifica a doçura e carameliza ligeiramente as frutas, que ficam ótimas em pratos doces e salgados. Experimente acompanhar o sorvete ou o iogurte, em uma sobremesa simples, ou sirva com carne assada ou como cobertura de pizza.

Pêssego e nectarina assados

Rende 4 porções

900 g de pêssegos e nectarinas misturados
2 colheres (sopa) de óleo de coco

Preaqueça o forno a 200 °C. Lave e seque as frutas. Corte ao meio, tire o caroço e corte ao meio novamente para obter quartos.

Derreta o óleo de coco em banho-maria, coloque as frutas em uma assadeira e despeje o óleo por cima. Passe os pedaços de frutas no óleo para cobrir uniformemente.

Asse por 15-20 minutos ou até as frutas ficarem macias e começarem a dourar nas bordas.

Ameixa assada com amêndoas

Rende 2 porções

450 g de ameixas
1 colher (sopa) de óleo de coco
2 colheres (sopa) de lascas de amêndoas
Sorvete ou custard para acompanhar

Preaqueça o forno a 200 °C. Lave e seque as ameixas. Corte ao meio, remova o caroço e corte ao meio novamente para obter quartos.

Derreta o óleo de coco em banho-maria, coloque as ameixas em uma assadeira e despeje o óleo. Passe os pedaços de ameixa no óleo para cobrir as frutas uniformemente.

Asse por 10-15 minutos ou até a fruta ficar macia e começar a dourar nas bordas.

Espalhe as lascas de amêndoas por cima das frutas e leve de volta ao forno. Aumente a temperatura para 220 °C e asse por mais 5 minutos. Sirva com sorvete ou custard.

Dicas e ideias

Assar é um jeito prático de usar as frutas que não amadureceram bem, porque elas amolecem durante o cozimento.

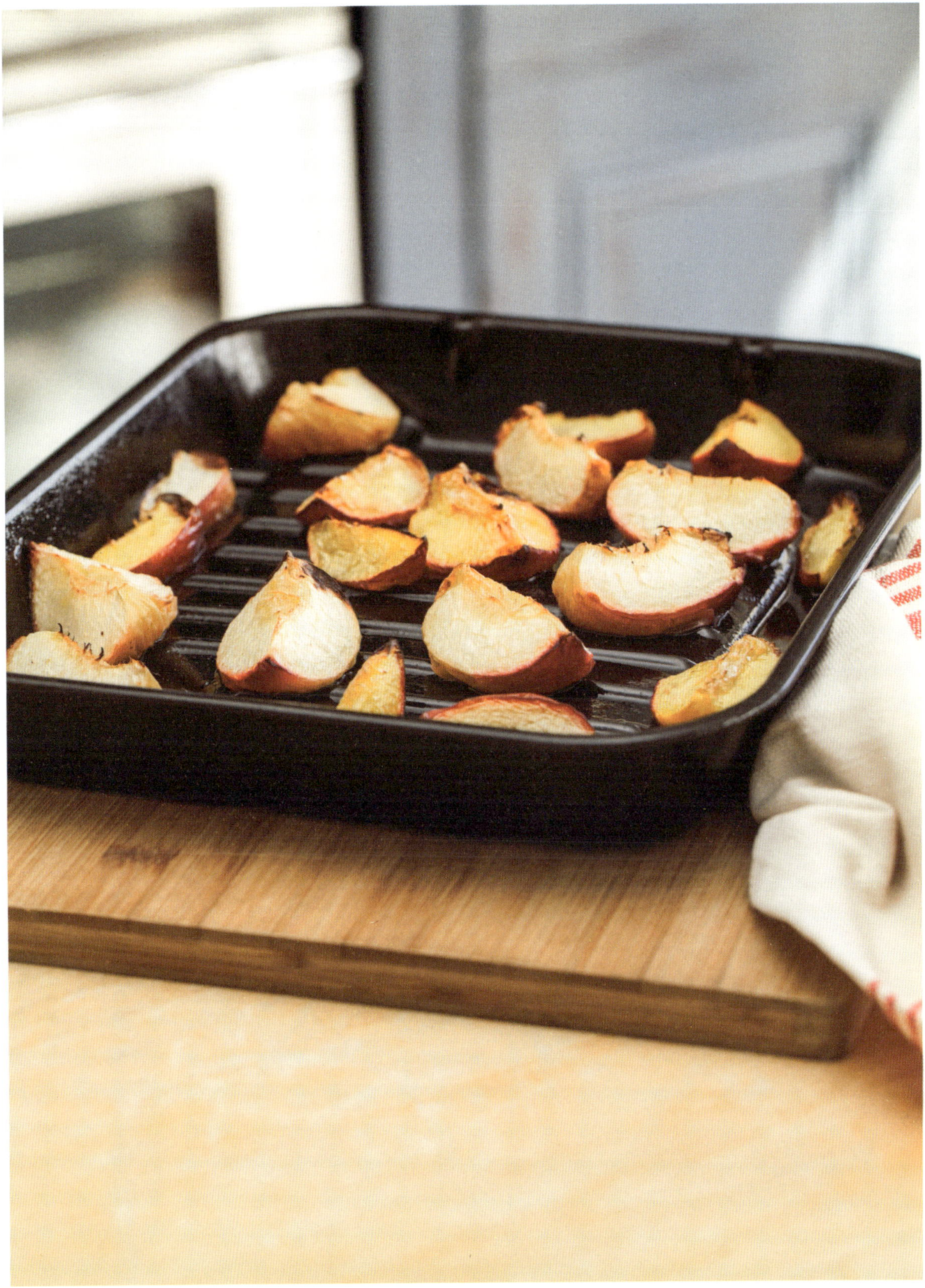

Lanches: pipoca, barrinhas e petiscos

Experimente estes lanches rápidos e fáceis para a marmita do almoço, as pausas para o café e para o chá da tarde. Além do óleo de coco, muitas receitas incluem outros ingredientes saudáveis.

Bolinha de chocolate e creme de amendoim

Rende 8-10 unidades

125 g de aveia em flocos
60 g de gotas de chocolate
2 colheres (sopa) de sementes de chia (opcional)
Uma pitada generosa de sal
60 g de óleo de coco
75 g de creme de amendoim crocante
75 ml de mel

Em uma tigela grande, misture a aveia com as gotas de chocolate, as sementes de chia (se utilizar) e o sal.

Derreta o óleo de coco em banho-maria (sem esquentar, para não derreter as gotas de chocolate) e combine com o creme de amendoim e o mel.

Despeje sobre a mistura de aveia e mexa bem. Enrole as bolinhas e coloque em um prato ou assadeira. Deixe na geladeira até ficar firme. Conserva-se bem na geladeira em um recipiente hermético por 1 semana.

Pipoca

Rende 4 porções

3 colheres (sopa) de óleo de coco
75 g de milho para pipoca
Sal ou açúcar para polvilhar

Derreta o óleo de coco em uma panela grande com tampa no fogo médio-alto. Jogue ¾ de grãos de milho na panela, tampe e espere que estourem.

Quando a pipoca estourar, acrescente os grãos restantes e tire a panela do fogo por apenas alguns segundos. Assim todos os grãos estouram ao mesmo tempo e não queimam.

Leve a panela tampada de volta ao fogo, mas com uma pequena abertura para o vapor escapar, e espere todos os grãos estourarem. Quando o ruído desacelerar, agite a panela e coloque a pipoca em uma tigela grande. Salpique sal ou açúcar. Deixe esfriar e sirva.

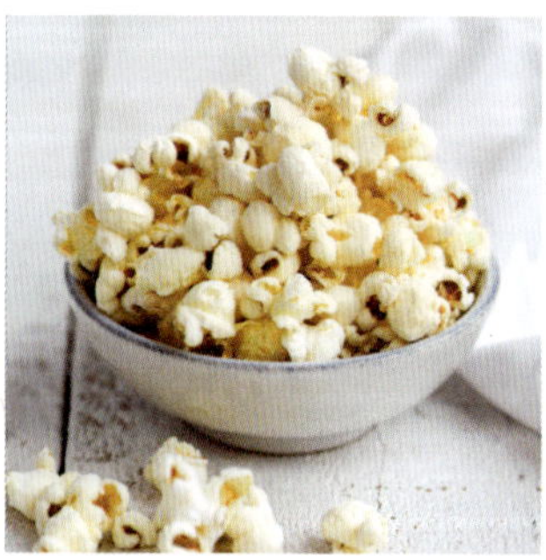

Dicas e ideias

Para fazer uma pipoca diferente, experimente adicionar um pouco de pimenta chili em pó, no lugar do sal ou açúcar.

Bolinha de amêndoas

Rende 8-10 unidades

150 g de amêndoas (ou castanhas--de-caju, nozes, avelãs)
175 g de tâmaras
2 colheres (sopa) de óleo de coco
¼ de colher (chá) de sal

O uso de ingredientes crus indica que todas as enzimas benéficas do alimento estão intactas. Esta receita simples é muito versátil – para variar o sabor, experimente juntar outros ingredientes, como o cacau em pó.

Bata as amêndoas no processador até picar bem. Adicione as tâmaras, o óleo de coco e o sal, e bata para obter uma mistura compacta.

Tire do processador e modele bolinhas com pequenas porções da mistura. Conserva-se bem por 1 semana em um recipiente hermético na geladeira.

Barrinha de aveia e passas

Rende 9 unidades

175 g de aveia em flocos
150 g de uvas-passas
1 colher (chá) de canela em pó
4 colheres (sopa) de óleo de coco e mais um pouco para untar
175 ml de suco de maçã sem açúcar
175 ml de *maple syrup* (xarope de bordo) ou mel

Preaqueça o forno a 175 °C. Misture a aveia com as passas e a canela, em uma tigela grande.

Derreta o óleo de coco em banho-maria. Adicione o suco de maçã e o *maple syrup* e misture. Despeje sobre os ingredientes secos e misture bem.

Unte uma assadeira de 20 x 20 cm com o óleo de coco e despeje a mistura, pressionando firmemente com as costas de uma colher.

Asse por 20-25 minutos até dourar bem. Deixe esfriar na assadeira antes de tirar e cortar em fatias.

Barrinha de granola

Rende 6 unidades

75 g de óleo de coco e mais um pouco para untar
175 g de aveia em flocos grossos
75 g de creme de amêndoas
75 g de amêndoas picadas
25 g de sementes de abóbora
25 g de sementes de girassol
75 ml de mel
1 colher (chá) de extrato de baunilha
½ colher (chá) de canela
¼ de colher (chá) de sal

Estas barrinhas de granola cruas são fáceis de fazer, e o óleo de coco e o creme de amêndoas deixam a mistura compacta. As barrinhas são perfeitas no café da manhã ou lanche, graças aos nutrientes das sementes e das amêndoas.

Derreta o óleo de coco em banho-maria e misture com os demais ingredientes em uma tigela grande.

Unte uma assadeira 20 x 20 cm com o óleo de coco e despeje a mistura, pressionando firmemente com as costas de uma colher.

Leve à geladeira ou ao freezer para endurecer. Tire da forma e fatie 6 barrinhas. Embrulhado em papel-alumínio pode ser conservado na geladeira por 1 semana, ou no freezer, por 6 meses.

Lanches: nozes e sementes assadas

Nozes e sementes são ingredientes para lanches deliciosos e saudáveis. Tostadas com óleo de coco e outros ingredientes proporcionam uma variedade de sabores.

Nozes e sementes assadas com mel

Rende 4 porções (lanche)

150 g de amêndoas
75 g de castanhas-de-caju
25 g de sementes de abóbora
25 g de sementes de girassol
3 colheres (sopa) de açúcar de coco ou mascavo
½ colher (chá) de canela
½ colher (chá) de sal
2 colheres (sopa) de água
3 colheres (sopa) de mel
2 colheres (chá) de óleo de coco

Preaqueça o forno a 175 °C. Forre uma assadeira com papel-manteiga e coloque as nozes e as sementes. Asse por 10 minutos até dourar bem. Deixe esfriar.

Em uma tigela pequena, misture o açúcar com a canela e o sal. Ferva a água com o mel e o óleo de coco em uma panela, no fogo médio, mexendo sempre.

Adicione as nozes e as sementes à panela, mexendo sempre, para cobrir com a mistura de mel. Acrescente 2 colheres (sopa) da mistura de açúcar e continue mexendo até caramelizar.

Transfira para uma tigela grande, adicione a mistura de açúcar restante e misture bem. Disponha as nozes e as sementes sobre uma folha de papel-manteiga, e deixe esfriar e endurecer.

Pode ser conservado em um recipiente hermético por 2 semanas.

Castanhas-de-caju apimentadas

Rende 4 porções (lanche)

300 g de castanhas-de-caju
1 colher (chá) de pimenta vermelha em pó
½ colher (chá) de sal
2 colheres (sopa) de óleo de coco

Preaqueça o forno a 160 °C. Coloque as castanhas-de-caju em uma tigela, com a pimenta vermelha em pó e o sal. Derreta o óleo de coco em banho-maria e despeje sobre as castanhas, mexendo bem, para envolvê-las no óleo.

Despeje em uma assadeira forrada. Asse por 10-15 minutos, mexendo de vez em quando, para garantir que assem uniformemente e não queimem.

Deixe esfriar. Pode ser conservado em um recipiente hermético por 2 semanas.

Sementes tostadas com tamari

Rende 4 porções (como petisco)

1 colher (sopa) de óleo de coco
150 g de sementes de abóbora
150 g de sementes de girassol
2-3 colheres (sopa) de tamari (ou shoyu)

Aqueça ½ colher (sopa) de óleo de coco em uma frigideira, no fogo médio-alto. Acrescente 75 g de sementes de abóbora e 75 g de sementes de girassol, metade do tamari e toste as sementes, mexendo sempre.

Assim que as sementes ficarem douradas e começarem a pipocar, tire da frigideira e deixe esfriar. Repita com as sementes restantes.

Pode ser conservado em um recipiente hermético por 2 semanas.

Amêndoas assadas com canela

Rende 4 porções (como petisco)

300 g de amêndoas
60 g de açúcar de coco ou mascavo
2 colheres (chá) de canela
½ colher (chá) de sal
2 colheres (sopa) de óleo de coco

Preaqueça o forno a 160 °C. Coloque as amêndoas em uma tigela com o açúcar de coco, a canela e o sal. Derreta o óleo de coco em banho-maria e despeje sobre as amêndoas, mexendo bem, para envolvê-las com o óleo e o açúcar.

Despeje as amêndoas sobre uma assadeira forrada. Asse por 15-20 minutos, mexendo de vez em quando, para garantir que assem e caramelizem uniformemente.

Deixe esfriar. Pode ser conservado em um recipiente hermético por 2 semanas.

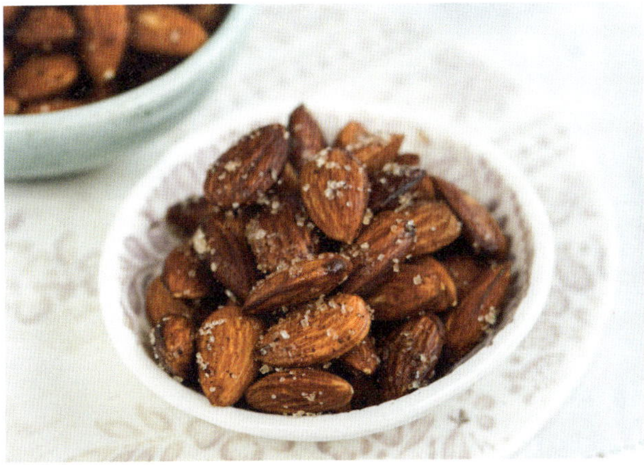

Dicas e ideias

Você pode adicionar frutas secas ou gotas de chocolate às receitas doces para criar misturas diferentes.

Lanches: cremes

Experimente estes cremes com torradas ou para acompanhar frutas. Eles combinam todos os benefícios do óleo de coco com ingredientes deliciosos.

Creme de avelãs e chocolate

Rende 450 g

300 g de avelãs (ou 300 g de creme de avelãs)
60 g de gotas de chocolate amargo
1 colher (sopa) de óleo de coco
1 colher (sopa) de mel
2 colheres (sopa) de cacau em pó
1 colher (chá) de sal

Preaqueça o forno a 160 °C. Coloque as avelãs na assadeira e asse por 10 minutos até começarem a dourar. Deixe esfriar por 5-10 minutos e disponha sobre um pano de prato. Dobre o pano sobre as avelãs e esfregue para soltar a pele.

Transfira as avelãs para o processador. Bata por 10-20 minutos (com intervalos para descansar o motor) até obter um creme de avelãs com uma consistência líquida.

Derreta as gotas de chocolate, o óleo de coco e o mel em banho-maria para obter uma consistência líquida. Adicione o cacau em pó e o sal.

Com o processador ligado, despeje a mistura de chocolate sobre o creme de avelãs e bata até incorporar completamente.

Transfira para um pote e guarde na geladeira. Antes de usar, aqueça o creme ou espere ficar na temperatura ambiente.

Creme de chocolate

Rende 300 g

400 ml de leite de coco
60 ml de óleo de coco
75 ml de mel
25 g de cacau em pó

Coloque o leite de coco na geladeira para gelar. Derreta o óleo de coco em banho-maria e junte ao mel e ao cacau em pó.

Tire o leite de coco da geladeira e, sem agitar, use uma colher para retirar o creme de coco sólido que acumulou na superfície. Misture o leite com os ingredientes restantes.

Transfira para um pote pequeno e guarde na geladeira. Se desejar, amoleça o creme colocando o pote em uma tigela de água quente antes de usar.

Creme de morango

Você pode fazer uma versão deste creme com banana, substituindo os morangos e o mel por 2 bananas maduras, 125 g de creme de amendoim e ½ colher (chá) de sal.

Rende 1 xícara

100 ml de óleo de coco
350 g de morangos
75 ml de mel

Derreta o óleo de coco em banho-maria e coloque no processador ou no liquidificador com os demais ingredientes. Bata até obter um creme homogêneo.

Transfira para um pote pequeno e conserve na geladeira.

Se desejar, amoleça o creme colocando o pote em uma tigela com água quente antes de usar.

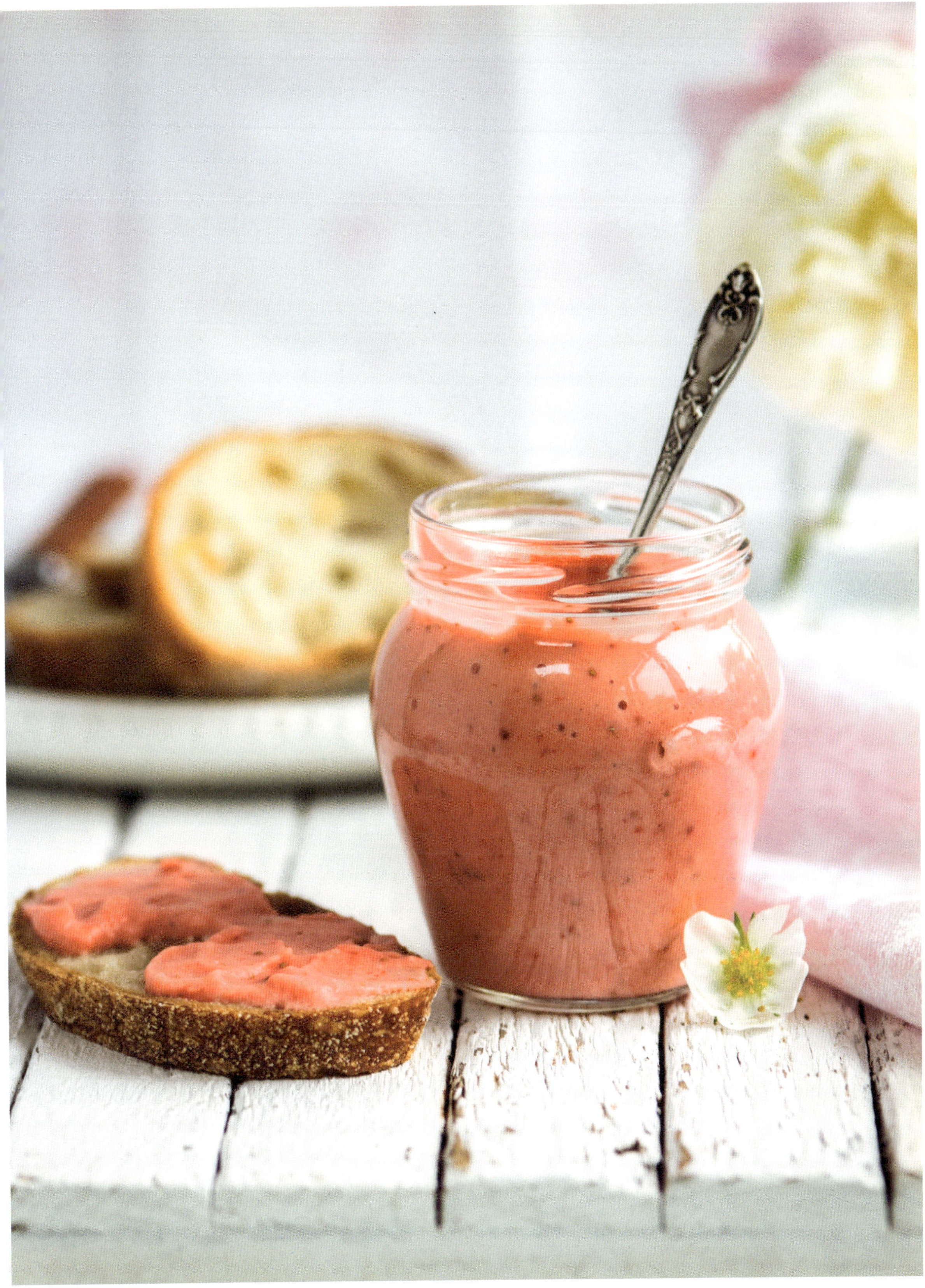

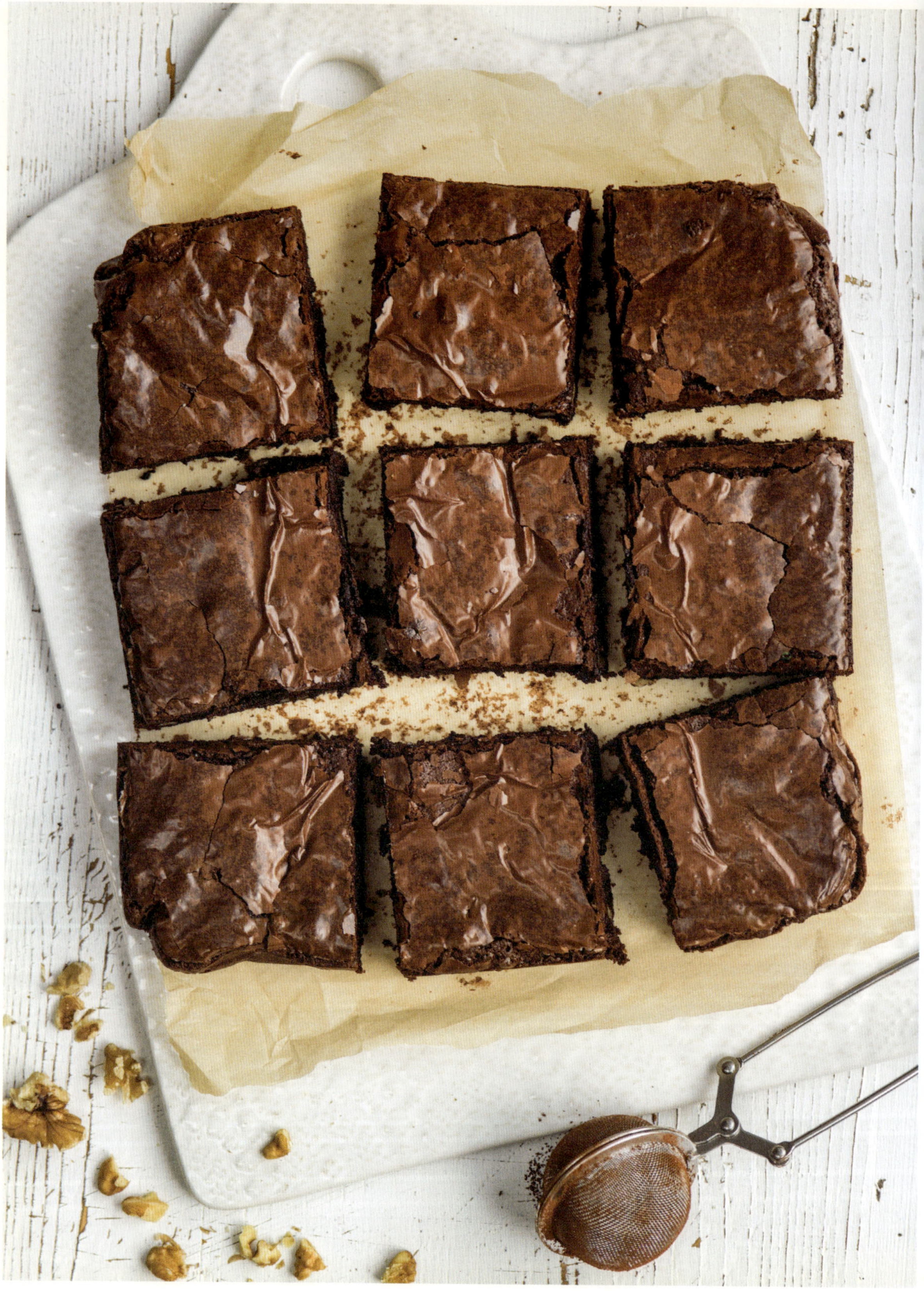

Chocolate

O óleo de coco combina bem com as receitas que levam chocolate e adiciona outra dimensão de sabor ao prato. Experimente esta seleção de doces, sobremesas e bolos com um toque de chocolate.

Brownie

Rende 9 porções

6 colheres (sopa) de óleo de coco
175 g de gotas de chocolate amargo
150 g de açúcar de coco ou comum
2 ovos grandes
2 colheres (chá) de extrato de baunilha
25 g de cacau em pó
3 colheres (sopa) de amido de milho
¼ de colher (chá) de sal
75 g de nozes (opcional)

O brownie é o suprassumo das sobremesas de chocolate. Esta receita é sem glúten e também pode ser sem lactose, se você utilizar gotas de chocolate sem lactose.

Preaqueça o forno a 175 °C. Forre uma assadeira de 20 x 20 cm com papel-manteiga.

Derreta o óleo de coco e as gotas de chocolate em banho-maria e reserve.

Bata o açúcar com os ovos e a baunilha na batedeira ou mixer até obter uma mistura homogênea e macia. Adicione o chocolate e o óleo de coco derretidos e misture bem. Acrescente o cacau em pó, o amido de milho e o sal. Bata novamente para obter uma massa espessa e lisa. Pique as nozes grosseiramente (se utilizar) e misture com a massa.

Despeje a massa na forma e nivele a superfície com as costas de uma colher. Asse por 25 minutos até a superfície ficar firme.

Deixe esfriar por 20 minutos antes de tirar da forma. Corte em 9 pedaços e sirva quente, ou conserve em um recipiente hermético por até 5 dias. Os brownies também podem ser embrulhados no papel-alumínio e congelados.

Bombons de chocolate

Rende 10-12 unidades

100 g de óleo de coco
60 g de cacau em pó
2-3 colheres (sopa) de mel
Uma pitada generosa de sal

Experimente usar aromatizantes de hortelã ou laranja, nozes picadas ou frutas secas para criar novos sabores e texturas.

Derreta o óleo de coco em banho-maria e misture com o cacau em pó, o mel e o sal.

Despeje nos moldes de silicone e deixe endurecer na geladeira (ou no freezer, se você é impaciente!). Tire dos moldes e conserve em um recipiente hermético, na geladeira.

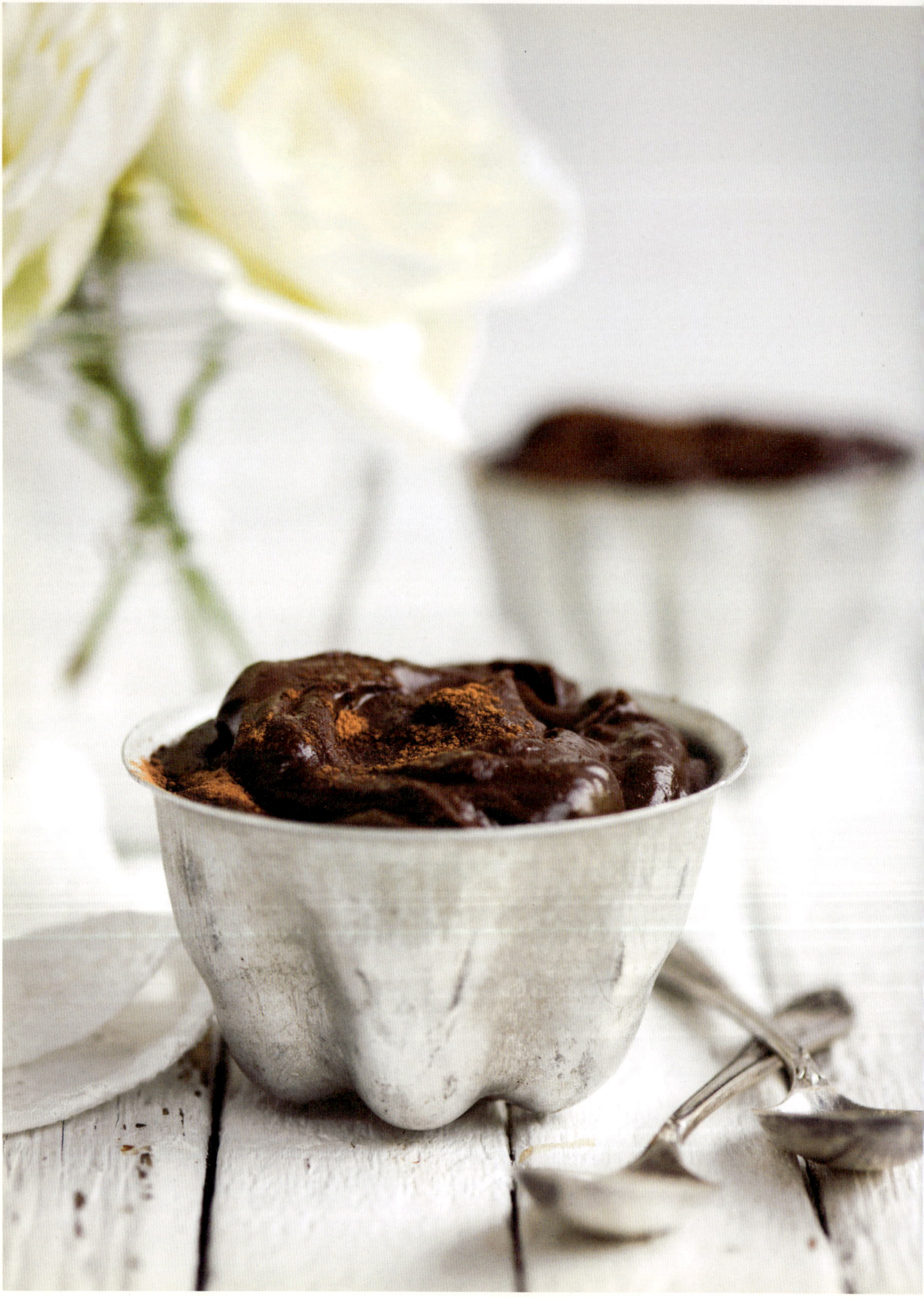

Mousse de chocolate

Esta mousse de chocolate deliciosa não contém lactose ou açúcar refinado, e é rica em gorduras saudáveis.

Rende 4 porções

3 colheres (sopa) de óleo de coco
2 abacates grandes e maduros
100 ml de mel (ou outro adoçante líquido)
60 g de cacau em pó e mais um pouco para polvilhar
¼ de colher (chá) de sal

Derreta o óleo de coco em banho-maria. Coloque todos os outros ingredientes no processador ou liquidificador e bata até obter uma mistura homogênea. Se necessário, pare de bater para raspar as laterais.

Mantendo em velocidade baixa, regue com o óleo de coco até incorporar.

Divida a mousse entre 4 potes ou xícaras e leve à geladeira. Polvilhe um pouco de cacau em pó antes de servir.

Cobertura crocante de chocolate

Adicione crocância à cobertura de chocolate para sorvete com esta calda de chocolate que endurece quando esfria.

Rende 4 porções

60 g de gotas de chocolate amargo
75 ml de óleo de coco

Derreta o chocolate e o óleo de coco juntos em banho-maria.

Use imediatamente ou transfira para um pote de vidro e conserve em temperatura ambiente. Para usar novamente, coloque o pote em uma tigela com água quente para aquecer e amolecer. Despeje sobre o sorvete para a calda endurecer.

Casca de chocolate com pistache, goji e coco

Estes pedaços de chocolate crocantes e deliciosos podem ser oferecidos como presente ou guloseimas. Experimente esta receita, que usa pistaches e goji berries, ou crie sua versão com outros ingredientes.

100 g de óleo de coco
60 g de cacau em pó
2 colheres (sopa) de mel
¼ de colher (chá) de sal
40 g de pistaches
60 g de goji berries
25 g de coco ralado desidratado

Derreta o óleo de coco no banho-maria. Junte o cacau em pó, o mel e o sal.

Forre uma assadeira com papel-manteiga. Despeje o chocolate na assadeira e espalhe no fundo da forma.

Pique os pistaches grosseiramente e espalhe sobre o chocolate, e em seguida, acrescente os goji berries e o coco ralado. Pressione os pedaços de pistache e de goji berries que não afundaram na base de chocolate.

Coloque a assadeira na geladeira ou no freezer e deixe endurecer completamente. Quebre em pedaços grandes e conserve na geladeira em um recipiente hermético.

Fondue de chocolate

Experimente fazer este fondue de chocolate para sua próxima festa. Ele é perfeito para mergulhar frutas ou marshmallows.

Rende 4 porções

100 g de gotas de chocolate amargo
100 g de óleo de coco
2 colheres (sopa) de mel

Derreta todos os ingredientes em banho-maria. Transfira para uma tigela e sirva imediatamente.

Bolos e doces

O óleo de coco é um ingrediente maravilhoso nas receitas de forno. Ele pode ser usado para substituir a manteiga e criar versões sem lactose de suas guloseimas favoritas.

Pão de coco e banana com gotas de chocolate

Rende 8-10 porções

60 g de farinha de coco
60 g de amêndoas moídas
¾ de colher (chá) de bicarbonato de sódio
25 g de coco ralado desidratado
2-3 bananas
4 ovos (em temperatura ambiente)
100 ml de mel ou *maple syrup* (xarope de bordo)
100 g de óleo de coco e mais um pouco para untar
60 g de gotas de chocolate amargo

Preaqueça o forno a 175 °C. Forre uma forma de pão com papel-manteiga e unte com óleo de coco.

Em uma tigela grande, combine a farinha de coco com as amêndoas moídas, o bicarbonato de sódio e o coco ralado. Amasse as bananas, misture com os ovos e o mel, e junte aos ingredientes secos.

Derreta o óleo de coco em banho-maria e despeje em fio sobre a mistura da tigela, mexendo sempre. Incorpore as gotas de chocolate. Transfira a massa para a forma de pão (a massa fica bem espessa) e nivele a superfície.

Asse por 50 minutos e cubra o pão com papel-alumínio para não queimar. Asse por mais 15-20 minutos até que o palito inserido no centro do pão saia limpo.

Deixe esfriar por 15 minutos antes de tirar da forma e colocar sobre uma grade. O pão se conserva em um recipiente hermético na geladeira por 5 dias, ou fatiado embrulhado em papel-alumínio por 6 meses no freezer.

Dicas e ideias

Este pão de banana úmido e delicioso não contém glúten. Se quiser fazer o pão sem lactose, não use as gotas de chocolate. Ele leva farinha de coco, outro derivado, rico em fibras e naturalmente pobre em carboidratos, que funciona bem em receitas com óleo de coco, por ser muito absorvente. A farinha de coco pode ser encontrada em lojas de produtos naturais ou on-line.

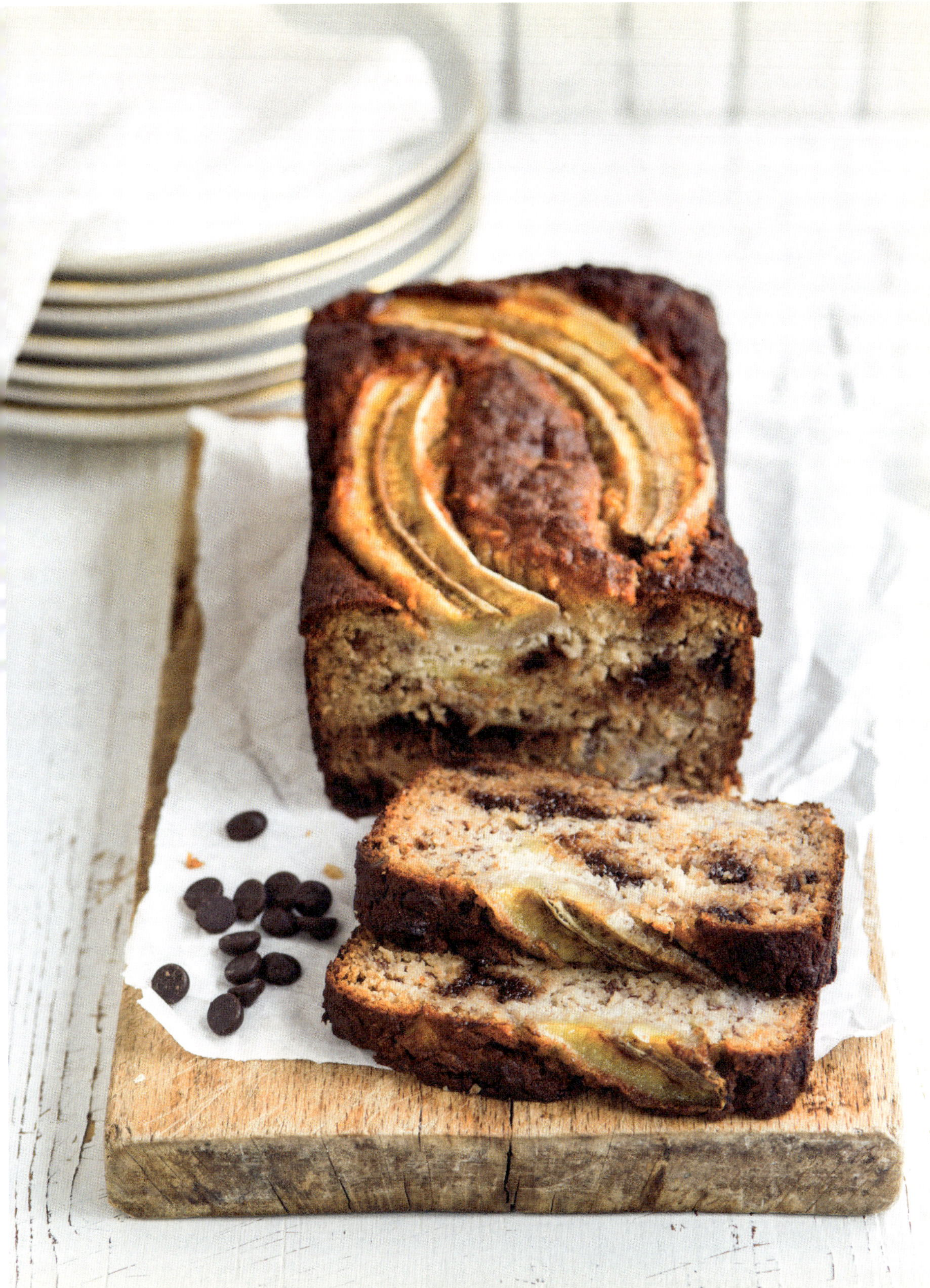

Bolo de coco

Rende 8 porções

100 g de óleo de coco
125 ml creme de leite de coco
75 g açúcar de coco ou refinado
1 limão-siciliano
75 g de fubá
2 colheres (chá) de fermento em pó
125 g de farinha de espelta ou de trigo
25 g coco ralado desidratado
3 ovos grandes
125 ml leite integral (ou sem lactose)

Cobertura:
2 colheres (sopa) de coco ralado
2 colheres (sopa) de óleo de coco
3 colheres (sopa) de creme de leite de coco
2 colheres (sopa) de agave (ou mel)

Preaqueça o forno a 175 °C. Forre uma forma de bolo redonda de 18 cm com papel-manteiga.

Amoleça o óleo de coco e o creme de leite coco (tigelas separadas), mantendo-os em um local quente por 10 minutos. Bata o óleo de coco e o açúcar com uma batedeira manual ou mixer para obter um creme claro e macio.

Raspe a casca do limão-siciliano, reserve, e extraia o suco. Junte o suco com as raspas do limão, o creme de leite de coco amolecido, a mistura de açúcar, o fubá, o fermento em pó, a farinha e o coco ralado, e misture bem. Bata os ovos com o leite e adicione lentamente à mistura do bolo, mexendo continuamente, até formar uma massa úmida e macia.

Transfira a massa para a forma, nivele a superfície e asse por 50 minutos ou até que o palito inserido no centro saia limpo. Deixe o bolo esfriar na forma.

Para a cobertura, toste o coco ralado em uma frigideira, no fogo médio-alto, até dourar. Derreta o óleo de coco em banho-maria e misture com o creme de leite de coco e o agave. Despeje sobre o bolo e deixe escorrer nas laterais. Espalhe o coco ralado por cima. O bolo pode ser congelado antes de ser confeitado.

Base de coco para torta

Rende 6-8 porções

60 g de óleo de coco e mais um pouco para untar
200 g de coco ralado sem açúcar
60 g de amêndoas moídas
2 ovos
2 colheres (sopa) de farinha de coco (ou aumente para 75 g de amêndoas)
1 colher (sopa) de açúcar ou adoçante em pó (opcional)

Preaqueça o forno a 175 °C. Unte generosamente uma forma com fundo removível de 25 cm com óleo de coco e forre com papel-manteiga.

Derreta o óleo de coco em banho-maria e coloque no processador com os outros ingredientes. Bata até obter uma mistura quebradiça, porém que volta a se unir quando pressionada entre os dedos.

Transfira a massa para a forma e, trabalhando a partir do centro, pressione-a para forrar a forma uniformemente.

Asse a massa por 20 minutos ou até ficar firme e dourar bem. Deixe esfriar antes de colocar o recheio. Se for usar o recheio de creme de coco (abaixo), reserve até ficar firme. Tire da forma e sirva.

Sugestões de recheio: esta base funciona bem para as tortas de abóbora, maçã e creme (que precisam de mais 15-20 minutos de forno com o recheio). Para fazer o recheio de creme de coco, bata 250 ml de creme de leite fresco com 50 g de creme de leite de coco. Espalhe na base e cubra com coco ralado.

Torta de morango com baunilha

Rende 8 porções

Base:
75 g de amêndoas
75 g de tâmaras
125 g de aveia em flocos
100 ml de mel
60 g de óleo de coco

Recheio:
800 ml de leite de coco
700 g de morangos e mais um pouco para decorar
2 colheres (chá) de extrato de baunilha
100 ml de agave (ou outro adoçante líquido, como o mel)
225 g de óleo de coco

Deixe o leite de coco na geladeira por pelo menos 2 horas. Para fazer a base, coloque as amêndoas no processador e bata até picar bem. Acrescente as tâmaras, a aveia e o mel, e bata novamente. Derreta o óleo de coco em banho-maria e, com o processador ligado, despeje o óleo até a mistura começar a ficar homogênea.

Forre uma forma com fundo removível com papel-manteiga e pressione a mistura da base, usando os dedos, para fazer uma camada grossa.

Tire o leite de coco da geladeira e, sem agitar, remova a camada superior de creme de coco. Coloque o creme de coco no liquidificador ou processador com os morangos, a baunilha e o agave. Bata até ficar homogêneo.

Derreta o óleo de coco em banho-maria, mas não deixe esquentar muito. Com o liquidificador ou processador ligado, derrame o óleo na mistura de creme de coco até incorporar completamente.

Despeje o recheio sobre a base e nivele a superfície. Cubra com filme plástico e deixe na geladeira por pelo menos 2 horas até endurecer. Tire da forma e sirva a torta confeitada com fatias de morango.

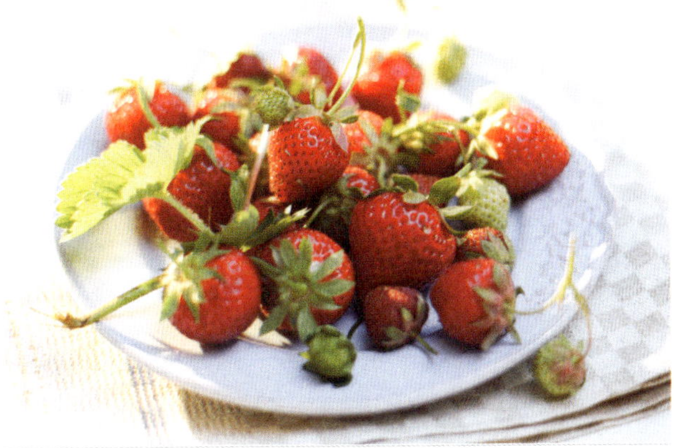

Dicas e ideias

O recheio da torta de morango e baunilha também pode ser colocado em potes pequenos para criar porções individuais de mousse gelado, servido como sobremesa.

Cheesecake de creme de amendoim

Rende 8 porções

Base:

75 g de amêndoas
175 g de aveia em flocos
100 ml de mel
125 g de creme de amendoim crocante
60 g de óleo de coco

Recheio:

75 g de óleo de coco
450 g de cream cheese integral (em temperatura ambiente)
125 g de creme de amendoim
100 ml de agave (ou outro adoçante líquido, como o *maple syrup*)
Cobertura crocante de chocolate (p. 49) ou chocolate derretido para acompanhar
Amendoins picados para decorar

Para fazer a base, coloque as amêndoas no processador e bata para picar bem. Adicione a aveia, o mel, o creme de amendoim e o óleo de coco, e bata até obter uma mistura quebradiça, mas que volta a se unir, quando pressionada entre os dedos.

Forre uma forma de fundo removível de 18 cm com filme plástico e pressione a mistura com os dedos, para formar uma camada espessa.

Para fazer o recheio, derreta o óleo de coco e reserve. Junte os ingredientes restantes no processador ou liquidificador. Com ele ligado, coloque o óleo de coco aos poucos e bata até ficar completamente homogêneo.

Despeje o recheio sobre a base e nivele a superfície. Cubra com filme plástico e leve à geladeira por pelo menos 2 horas até endurecer. Tire da forma e sirva a torta regada com a cobertura crocante de chocolate (p. 49) ou com chocolate derretido. Decore com amendoins picados.

Torta de creme de castanhas-de-caju

Rende 8 porções

Base:

300 g de amêndoas
350 g de tâmaras
1 colher (sopa) de óleo de coco
2 colheres (sopa) de cacau em pó

Recheio:

600 g de castanhas-de-caju
175 ml de agave (ou outro adoçante líquido, como o mel)
175 ml de óleo de coco
100 g de nibs de cacau (ou chocolate cru picado)

Cubra as castanhas-de-caju com água e deixe de molho durante a noite. Para a base, coloque as amêndoas no processador e bata para picar bem. Acrescente as tâmaras, o óleo de coco e o cacau em pó, e bata até a mistura começar a formar uma bola.

Forre uma forma grande de fundo removível com papel-manteiga. Pressione a mistura no fundo da forma em uma camada espessa e uniforme. Deixe na geladeira enquanto prepara o recheio.

Escorra e lave as castanhas-de-caju e coloque no processador ou liquidificador com o agave. Derreta o óleo de coco em banho-maria e despeje sobre as castanhas. Dependendo do tamanho do processador, faça isso em dois lotes. Adicione os nibs de cacau ou lascas de chocolate e bata para incorporar à mistura.

Despeje o recheio sobre a base e nivele a superfície. Cubra com filme plástico e deixe no freezer por pelo menos 6 horas até endurecer.

Para servir, tire do freezer, desenforme e deixe descansar por 20 minutos para amolecer.

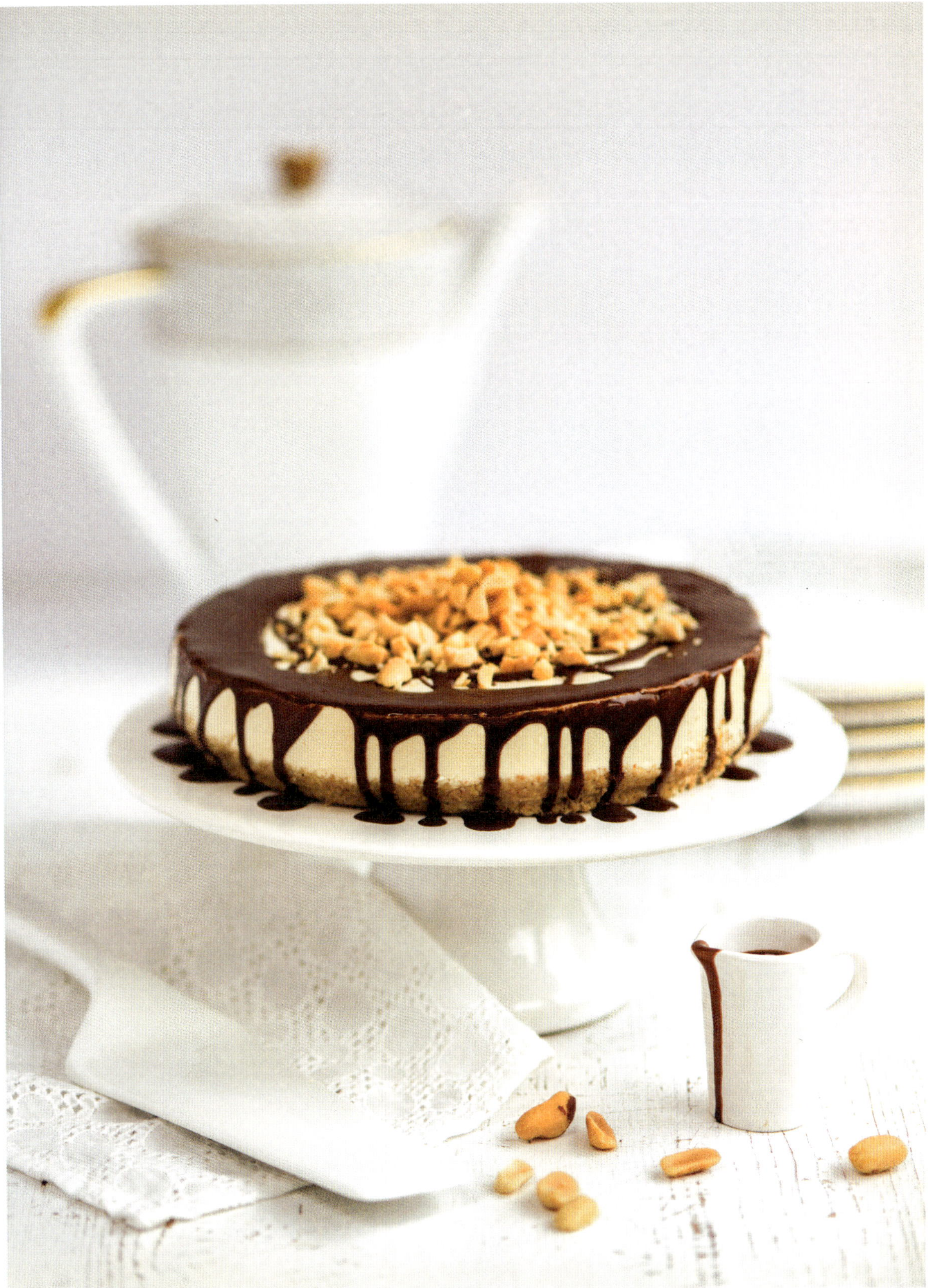

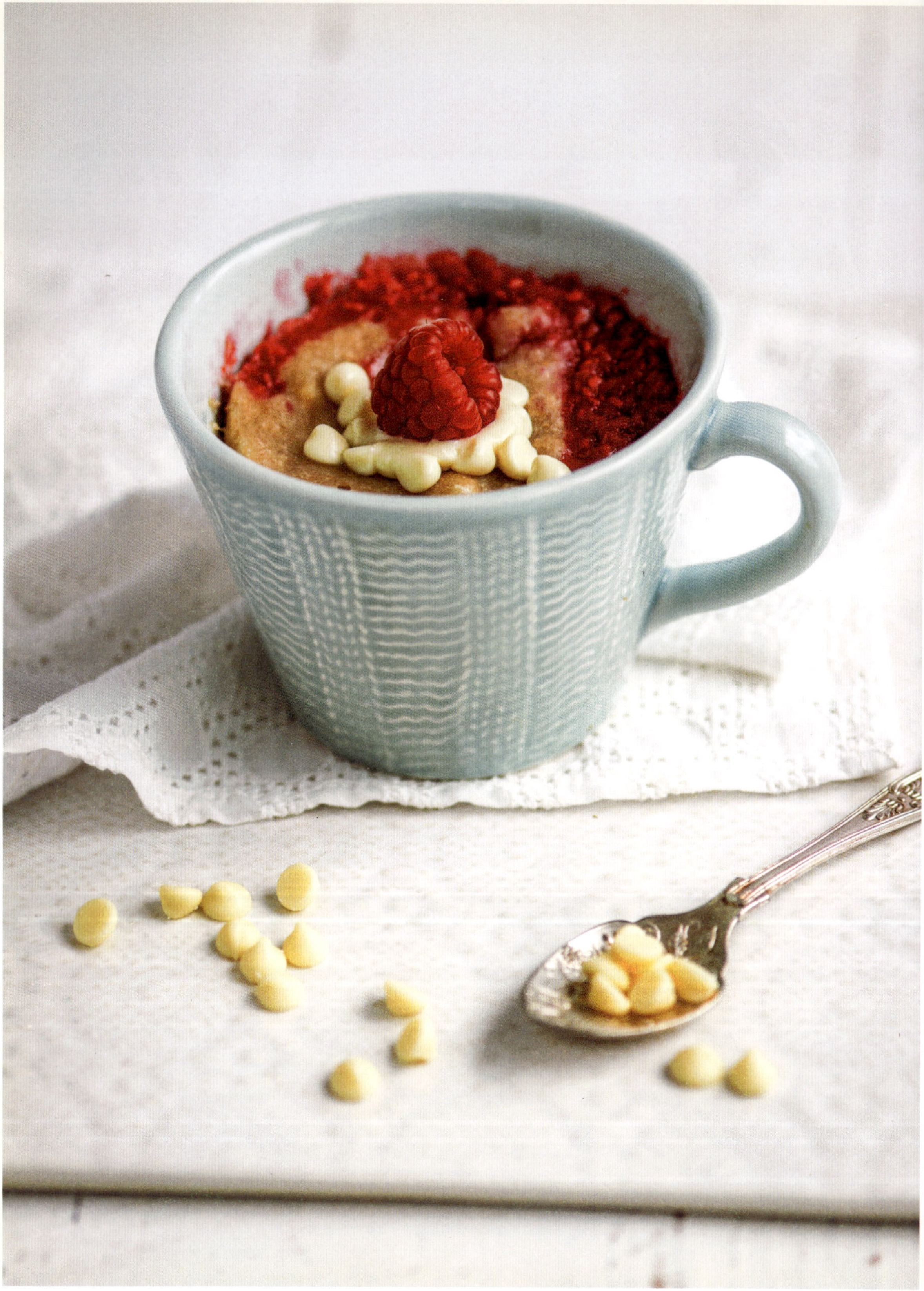

Bolo de caneca de chocolate branco e framboesas

Rende 1 porção

40 g de farinha de trigo
2 colheres (sopa) de açúcar de coco ou refinado
¼ de colher (chá) de fermento em pó
2 colheres (sopa) de óleo de coco e mais um pouco para untar
60 ml de leite
½ colher (chá) de extrato de baunilha
2 colheres (sopa) de gotas de chocolate branco
8-10 framboesas frescas

Misture a farinha com o açúcar e o fermento. Derreta o óleo de coco em banho-maria. Junte o leite e o extrato de baunilha aos ingredientes secos e misture enquanto despeja o óleo de coco. Incorpore as gotas de chocolate e as framboesas.

Unte uma caneca grande com óleo de coco e despeje a massa. Leve ao micro-ondas por 1½-2 minutos até o bolo ficar firme. Deixe esfriar e sirva-se.

Bolo de caneca com gotas de chocolate

Rende 1 porção

40 g de farinha de trigo
2 colheres (sopa) de açúcar de coco ou refinado
¼ de colher (chá) de fermento
2 colheres (sopa) de óleo de coco e mais um pouco para untar
60 ml de leite
½ colher (chá) de extrato de baunilha
2 colheres (sopa) de gotas de chocolate amargo

Misture a farinha com o açúcar e o fermento em uma tigela grande. Derreta o óleo de coco em banho-maria. Junte o leite e o extrato de baunilha aos ingredientes secos e misture enquanto despeja o óleo de coco. Incorpore as gotas de chocolate.

Unte uma caneca grande com óleo de coco e despeje a massa. Leve ao micro-ondas por 1½-2 minutos até o bolo ficar firme. Deixe esfriar e sirva-se.

Cookies

Você vai amar os cookies – uma guloseima simples, que se apresenta em diferentes formas e sabores. Experimente preparar estas receitas especiais, enriquecidas com óleo de coco.

Cookies com gotas de chocolate

Rende 8-10 cookies

150 g de farinha de espelta integral
¼ de colher (chá) de sal
½ colher (chá) de bicarbonato de sódio
100 g de açúcar (ou outro adoçante granulado)
100 g de gotas de chocolate amargo
2 colheres (sopa) de óleo de coco
3-5 colheres (sopa) de leite (em temperatura ambiente)

Preaqueça o forno a 200 °C. Forre uma assadeira com papel-manteiga.

Em uma tigela grande, misture a farinha com o sal, o bicarbonato, o açúcar e as gotas de chocolate.

Derreta o óleo de coco em banho-maria e bata com 3 colheres (sopa) de leite. Despeje sobre os ingredientes secos e misture bem. Se a mistura ficar seca, acrescente mais leite. A mistura deve formar uma bola de massa macia.

Modele bolinhas com a massa e pressione-as levemente sobre a assadeira. A massa cresce enquanto assa, portanto deixe espaço suficiente entre os cookies.

Asse por 7-10 minutos até os cookies ficarem achatados. Tire do forno enquanto ainda parecem estar um pouco crus, porque o cozimento continua enquanto esfriam.

Deixe esfriar completamente na assadeira. Podem ser conservados em um recipiente hermético por 5 dias.

Cookies de coco

Rende 8-10 cookies

100 g de farinha de espelta refinada ou farinha de trigo
100 g de açúcar de coco ou mascavo claro
75 g de coco ralado desidratado
125 g de aveia em flocos
100 ml de óleo de coco
2 colheres (sopa) de mel
½ colher (chá) de bicarbonato de sódio
2 colheres (sopa) de água fervente

Preaqueça o forno a 175 °C. Forre uma assadeira com papel-manteiga. Em uma tigela grande, misture a farinha com o açúcar, o coco ralado e a aveia.

Derreta o óleo de coco e o mel em banho-maria. Misture o bicarbonato com a água e junte com o óleo de coco derretido e o mel. Faça uma cova no centro dos ingredientes secos e despeje a mistura de óleo de coco, mexendo bem para incorporar.

Modele bolas com a massa e pressione-as levemente na assadeira. Leve ao forno por 15-20 minutos até dourar. Deixe esfriar na assadeira. Conserva-se bem em um recipiente hermético por 1 semana.

Cookies de creme de amendoim

Rende 10-12 cookies

100 g de creme de amendoim
150 g de açúcar de coco ou refinado
1 ovo
½ colher (chá) de sal
60 g de óleo de coco

Preaqueça o forno a 175 °C. Forre uma assadeira com papel-manteiga.

Em uma tigela grande, misture o creme de amendoim com o açúcar, o ovo e o sal. Derreta o óleo de coco em banho-maria e despeje na tigela, misturando até incorporar totalmente.

Coloque colheradas grandes da mistura na assadeira, pressione-as levemente e deixe espaço suficiente entre os cookies, que expandem durante o cozimento.

Asse por 10 minutos até a massa começar a dourar nas bordas. Verifique com frequência, porque os cookies podem queimar rapidamente.

Deixe esfriar na assadeira. Conserva-se bem em um recipiente hermético por 1 semana.

Cookies de aveia e passas

Rende 8 cookies

1 banana média
2 colheres (sopa) de óleo de coco
2 colheres (sopa) de creme de amendoim ou amêndoas
60 g de aveia em flocos
2-3 colheres (sopa) de uvas-passas

Preaqueça o forno a 175 °C. Forre uma assadeira com papel-manteiga.

Amasse a banana em uma tigela grande. Derreta o óleo de coco em banho-maria, adicione a banana e misture bem. Acrescente o creme de amendoim ou amêndoas e misture bem. Adicione a aveia e as passas e misture para obter uma massa espessa e viscosa.

Coloque colheradas de massa na assadeira e asse por 10 minutos até começar a dourar nas bordas.

Deixe esfriar na assadeira. Conserva-se bem em um recipiente hermético por 5 dias.

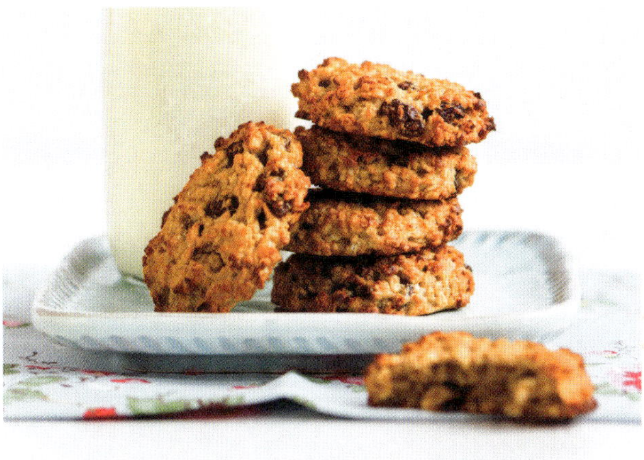

Dicas e ideias

Você pode preparar as receitas de cookies com outros ingredientes. Experimente acrescentar nozes picadas ou um mix de frutas secas, como cranberries e goji berries.

Muffins e scones

Se você gosta de muffins e scones no lanche ou no café da manhã, coma estes sem culpa, pois não são bombas de açúcar. Estas guloseimas são enriquecidas com as gorduras saudáveis do óleo de coco e da farinha de trigo integral.

Muffin de coco com gotas de chocolate

Rende 8 muffins

150 g de farinha de trigo integral
75 g de açúcar de coco ou mascavo claro
1 colher (chá) de fermento em pó
25 g de coco ralado desidratado
3 ovos (em temperatura ambiente)
5 colheres (sopa) de óleo de coco
60 g de gotas de chocolate amargo

Preaqueça o forno a 175 °C. Forre a forma para muffins com papel-manteiga.

Em uma tigela grande, misture a farinha com o açúcar, o coco ralado e o fermento. Bata os ovos e misture com os ingredientes secos.

Derreta o óleo de coco em banho-maria e despeje sobre a massa, misturando sempre. Incorpore as gotas de chocolate. Distribua a massa na forma, preenchendo três quartos de cada cavidade.

Asse por 20 minutos até crescer e dourar. O palito inserido no centro do muffin deve sair limpo (com um pouquinho de chocolate derretido). Tire os muffins da forma e deixe esfriar sobre uma grade.

Guarde em um recipiente hermético. Os muffins se conservam por 3 dias, ou podem ser congelados.

Muffin de mirtilos

Rende 8 muffins

150 g de farinha de trigo
75 g de açúcar de coco ou mascavo claro
1 colher (chá) de fermento em pó
3 ovos (em temperatura ambiente)
5 colheres (sopa) de óleo de coco
225 g de mirtilos

Preaqueça o forno a 175 °C. Forre a forma de muffins com papel-manteiga.

Em uma tigela grande, misture a farinha com o açúcar e o fermento. Bata os ovos e misture com os ingredientes secos.

Derreta o óleo de coco em banho-maria e despeje sobre a massa, mexendo sempre. Incorpore os mirtilos. Distribua a massa na forma, preenchendo três quartos de cada cavidade.

Asse por 20 minutos até crescer e dourar. O palito inserido no centro do muffin deve sair limpo. Tire os muffins da forma e deixe esfriar sobre uma grade.

Guarde em um recipiente hermético. Os muffins se conservam por 3 dias, ou podem ser congelados.

Muffin de abobrinha

Rende 8 muffins

150 g de farinha de trigo integral
75 g de açúcar de coco ou mascavo claro
1 colher (chá) de fermento
3 ovos (em temperatura ambiente)
5 colheres (sopa) de óleo de coco
1 abobrinha

Preaqueça o forno a 175 °C. Forre a forma para muffins com papel-manteiga.

Em uma tigela grande, combine a farinha com o açúcar e o fermento. Bata os ovos e misture com os ingredientes secos.

Derreta o óleo de coco em banho-maria e despeje sobre a massa, mexendo sempre. Rale a abobrinha. Coloque sobre um pano de prato e pressione para secar. Incorpore a abobrinha à massa de muffins. Distribua a massa na forma, preenchendo três quartos de cada cavidade.

Asse por 25-30 minutos até crescer e dourar. O palito inserido no centro do muffin deve sair limpo. Tire os muffins da forma e deixe esfriar sobre uma grade.

Guarde em um recipiente hermético. Os muffins se conservam por até 3 dias, ou podem ser congelados.

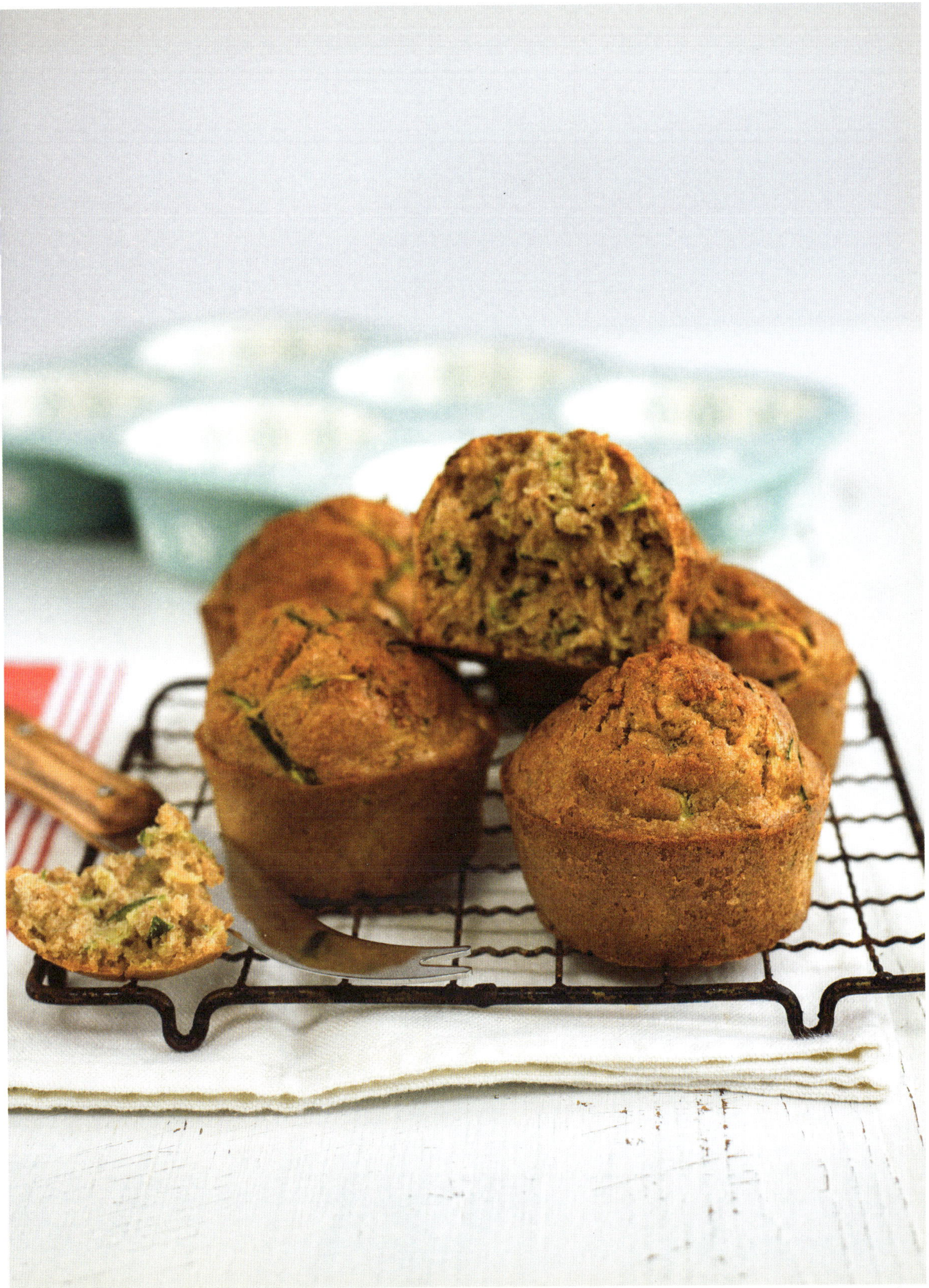

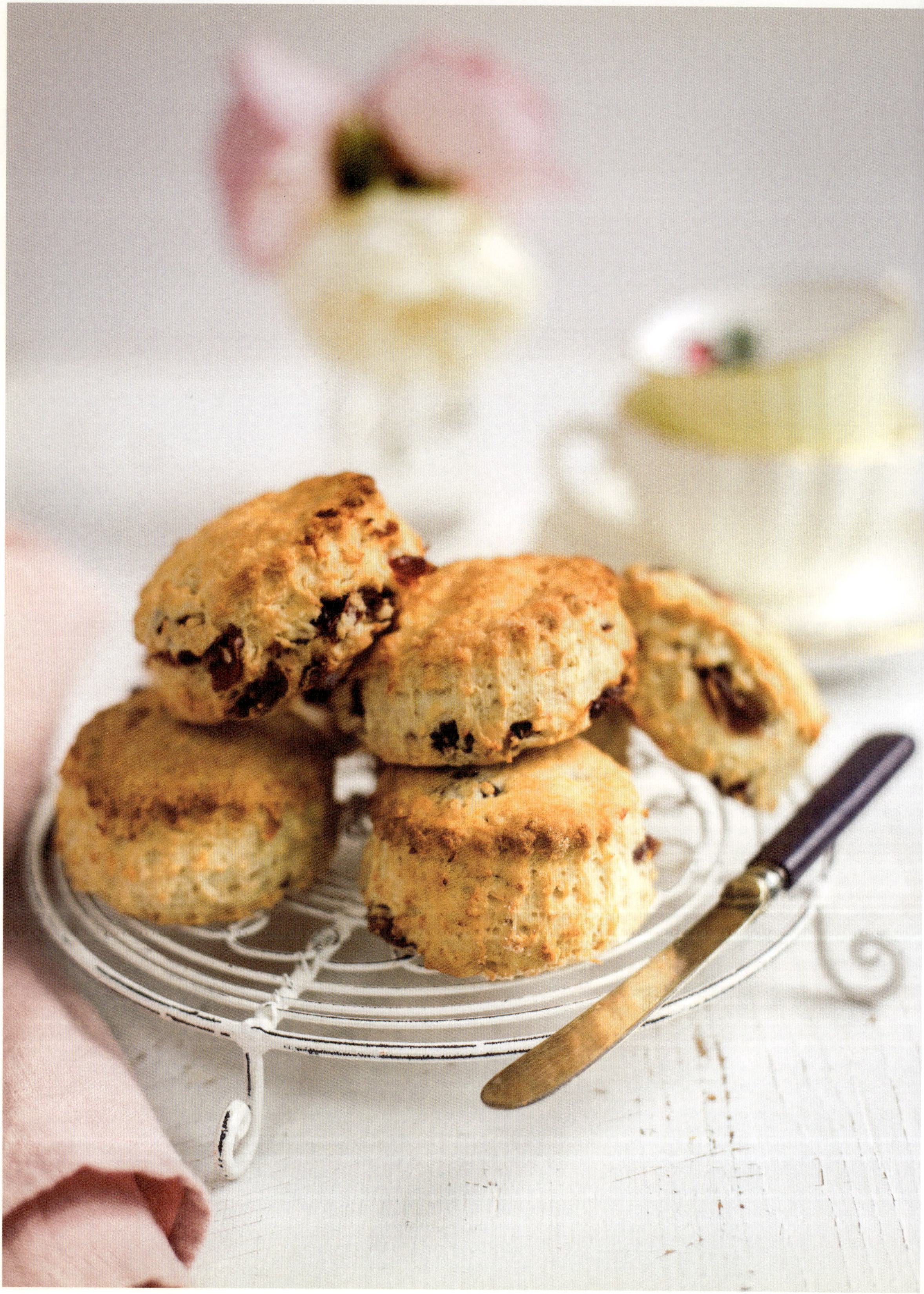

Scone de coco com cerejas

Rende 8 scones

60 g de óleo de coco e mais um pouco para untar
225 g de farinha de trigo com fermento
60 g de açúcar
60 g de coco ralado desidratado
75 g de cerejas cristalizadas
175 ml de leite de coco fresco,* e mais um pouco para pincelar

* Para obter leite de coco fresco, bata no liquidificador 2 xícaras de coco ralado fresco com 2 xícaras de água. Coe em um pano fino e limpo, espremendo bem para extrair todo o leite.

Preaqueça o forno a 220 °C. Unte uma assadeira com óleo de coco.

Coloque o óleo de coco e a farinha em uma tigela grande e misture com as pontas dos dedos até obter a consistência de migalhas de pão.

Acrescente o açúcar, o coco ralado e as cerejas e misture. Adicione o leite de coco aos poucos enquanto sova a massa. Se a mistura ficar pegajosa, acrescente um pouco mais de farinha.

Coloque massa sobre uma superfície enfarinhada e abra na espessura de 1 cm. Use um cortador redondo para modelar os scones e coloque na assadeira. Se necessário, abra a massa restante.

Pincele a superfície dos scones com o leite de coco e asse por 10 minutos ou até a massa crescer um pouco e começar a dourar. Sirva quente ou deixe esfriar e conserve em um recipiente hermético por 3 dias.

Scone com uvas-passas

Rende 8 scones

60 g de óleo de coco e mais um pouco para untar
225 g de farinha de trigo com fermento
60 g de açúcar
75 g de uvas-passas
175 ml de leite e mais um pouco para pincelar

Preaqueça o forno a 220 °C. Unte uma assadeira com óleo de coco.

Coloque o óleo de coco e a farinha em uma tigela grande e esfregue com as pontas dos dedos até obter a consistência de migalhas de pão. Acrescente o açúcar e as passas e misture. Adicione o leite aos poucos enquanto sova a massa. Se ficar pegajosa, acrescente um pouco mais de farinha.

Coloque a massa sobre uma superfície enfarinhada e abra na espessura de 1 cm. Use um cortador redondo para modelar os scones, coloque em uma assadeira e abra a massa restante se for o caso.

Pincele a superfície dos scones com um pouco de leite e asse por 10 minutos, ou até a massa crescer um pouco e começar a dourar. Sirva quente ou deixe esfriar e conserve em um recipiente hermético por 3 dias.

Variação

Scone de queijo: substitua o açúcar e as passas por 125 g de queijo cheddar ralado (ou uma alternativa sem lactose).

Doces e guloseimas

Às vezes, só é preciso algo doce e, quando o óleo de coco está entre os ingredientes, você não sentirá aquela queda de energia mais tarde.

Sorvete de coco e pêssego

Rende 6 porções

3 pêssegos maduros
400 ml de leite de coco
100 ml de mel (ou outro adoçante líquido)
60 g de óleo de coco

Esta receita também funciona bem com outras frutas macias, tais como morango, nectarina e ameixa.

Remova o caroço dos pêssegos e coloque a polpa no liquidificador com o leite de coco e o mel. Bata até ficar homogêneo.

Derreta o óleo de coco em banho-maria. Com o liquidificador ligado, despeje o óleo em fio sobre a mistura de pêssegos até incorporar.

Coloque a mistura na máquina de fazer sorvete e siga as instruções do fabricante. Ou coloque a mistura em um recipiente apropriado para freezer e misture manualmente a cada hora até endurecer.

Tire o sorvete do freezer pelo menos 15 minutos antes de servir, para amolecer.

Cobertura cremosa de coco

Rende o suficiente para cobrir 1 bolo

60 g de óleo de coco
450 g de açúcar de confeiteiro
3-6 colheres (sopa) de leite de coco

Coloque o óleo de coco em uma tigela grande e bata com uma batedeira manual ou mixer até amolecer e ficar bem leve.

Adicione um terço do açúcar de confeiteiro e 1 colher (sopa) de leite de coco. Continue batendo e adicione o açúcar de confeiteiro e o leite até a cobertura ficar espessa e cremosa.

Barrinha de coco

Rende 9 unidades

225 g de óleo de coco
200 g de coco ralado desidratado
100 ml de mel (ou outro adoçante líquido)
¼ de colher (chá) de sal
200 g de chocolate amargo (opcional)

Forre uma assadeira de 20 cm com papel-manteiga.

Derreta o óleo de coco em banho-maria. Misture com o coco ralado, o mel e o sal e despeje na assadeira preparada. Leve à geladeira para gelar e endurecer.

Derreta o chocolate (se utilizar) em uma tigela sobre uma panela com água fervente. Despeje sobre a base de coco e leve a assadeira de volta para a geladeira, para o chocolate endurecer, antes de tirar da forma e cortar em quadrados.

Conserve em um recipiente na geladeira.

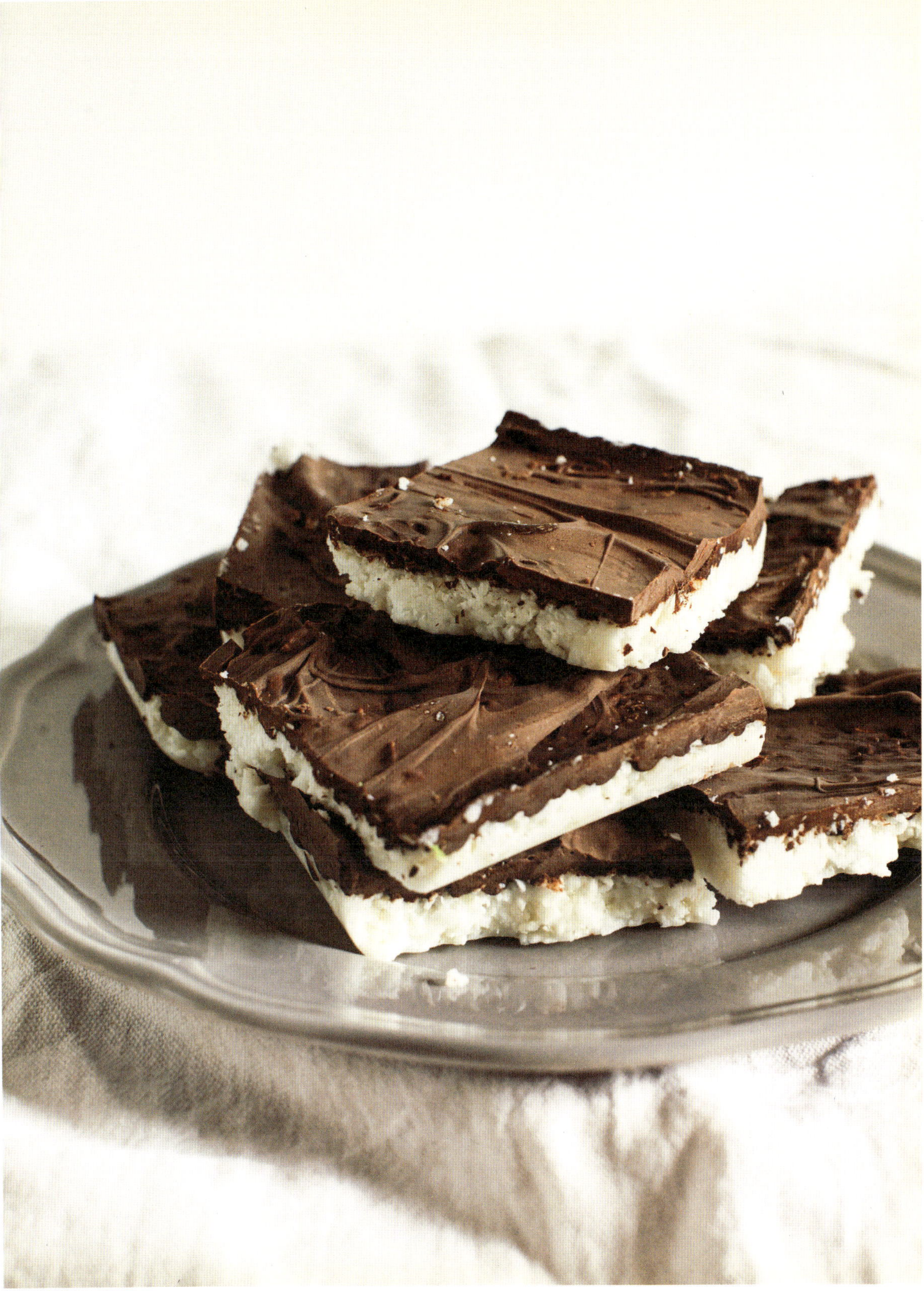

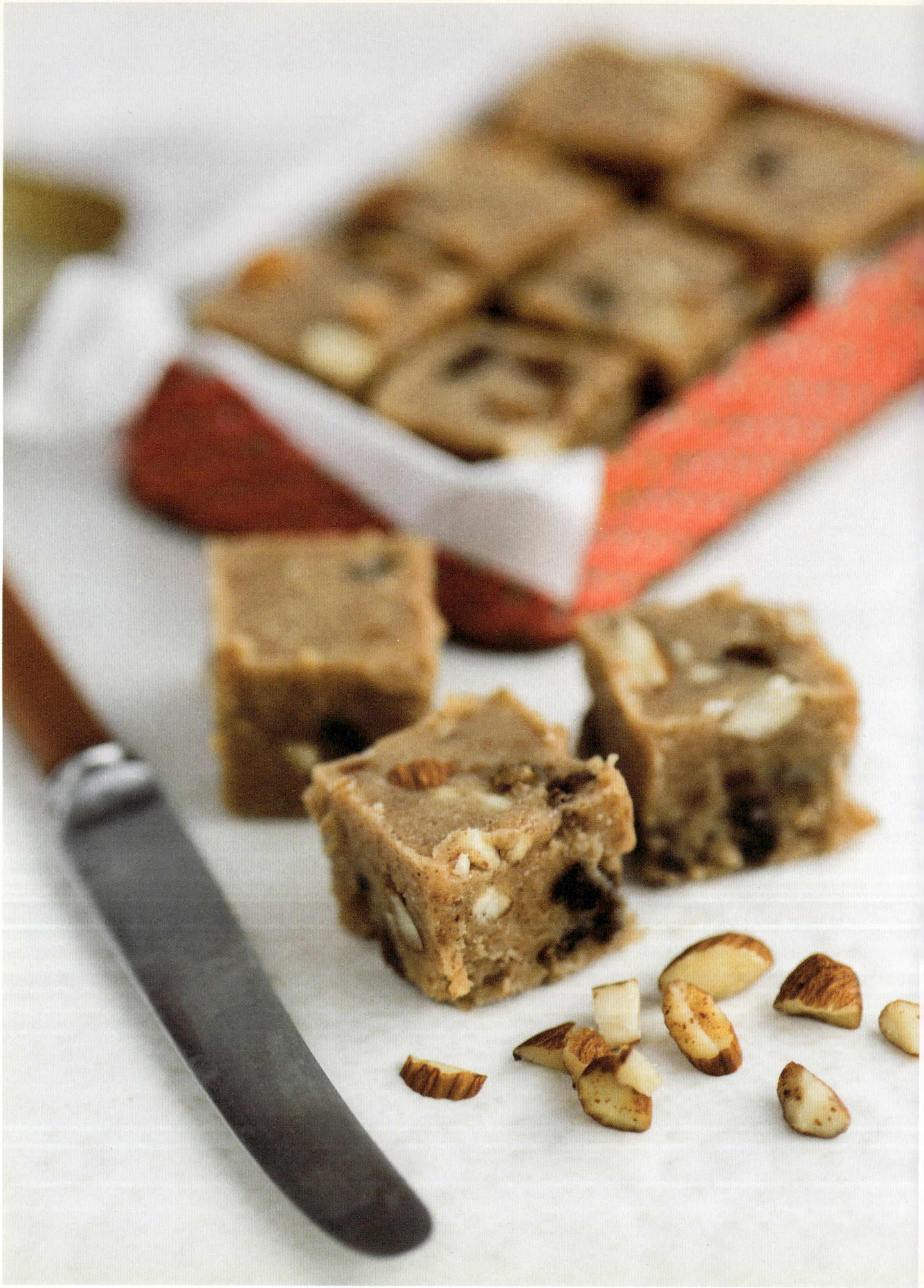

Fudge de amendoim

100 g de óleo de coco
125 g de creme de amendoim
60 ml de leite de coco
100 ml de mel
60 g de amendoim salgado (opcional)

Forre uma assadeira de 20 cm com filme plástico.

Derreta o óleo de coco em banho-maria e misture com o creme de amendoim, o leite de coco e o mel. Misture os amendoins (se utilizar). Despeje na assadeira e leve à geladeira para endurecer.

Quando ficar firme, tire da forma e corte em 9 quadrados.

Pode ser conservado por 1 mês na geladeira ou 6 meses no freezer.

Fudge de amêndoas e baunilha

100 g de óleo de coco
125 ml de creme de amêndoas
60 ml de leite de coco
100 ml de mel
2 colheres (chá) de extrato de baunilha
1 colher (chá) de pasta de baunilha (opcional)

Forre uma assadeira de 20 cm com filme plástico.

Derreta o óleo de coco em banho-maria e combine com o creme de amêndoas, o leite de coco, o mel, o extrato de baunilha e a pasta de baunilha (se utilizar). Despeje na assadeira e leve para a geladeira para endurecer.

Quando ficar firme, tire da forma e corte em 9 quadrados.

O doce pode ser conservado por 1 mês na geladeira e 6 meses no freezer.

Fudge de amêndoas com passas

40 g de uvas-passas
75 ml de rum (opcional)
100 g de óleo de coco
125 g de creme de amêndoas
60 ml de leite de coco
100 ml de mel
40 g de amêndoas

Deixe as passas de molho no rum durante a noite e escorra. Se não utilizar o rum, deixe de molho em água quente por 5 minutos para hidratar.

Forre uma forma para bolo pequena com filme plástico.

Derreta o óleo de coco em banho-maria e misture com o creme de amêndoas, o leite de coco e o mel. Pique grosseiramente as amêndoas e misture com as passas. Despeje a mistura na assadeira e leve à geladeira para endurecer.

Quando ficar firme, tire da forma e corte em 9 quadrados.

O doce pode ser conservado por 1 mês na geladeira e 6 meses no freezer.

Fudge com gotas de chocolate

100 g de óleo de coco
125 g de creme de castanhas-de-caju
60 ml de leite de coco
100 ml de mel
1 colher (chá) de extrato de baunilha
75 g de gotas de chocolate amargo

Forre uma assadeira de 20 cm com filme plástico.

Derreta o óleo de coco em banho-maria e misture com o creme de castanhas-de-caju, o leite de coco, o mel e a baunilha. Acrescente as gotas de chocolate (a mistura não deve estar muito quente, caso contrário o chocolate pode derreter e se incorporar à massa). Despeje na assadeira e leve à geladeira para endurecer.

Quando ficar firme, tire da forma e corte em 9 quadrados.

O doce se conserva 1 mês na geladeira e 6 meses no freezer.

Confeitaria

Em vez de satisfazer a gula com açúcar, experimente estes doces feitos com óleo de coco e adoçados naturalmente. Além de saciar o desejo por doces, eles também alimentam, por isso são indicados para as crianças.

Mentinha com coco

Rende 12-15 mentinhas

100 g de óleo de coco
60 g de manteiga de coco
100 ml de mel
½ colher (chá) de extrato de hortelã-pimenta (ou óleo essencial de hortelã-pimenta para culinária)

Derreta o óleo de coco em banho-maria e misture com a manteiga de coco e o mel. Adicione o extrato de hortelã-pimenta (ou 1-2 gotas de óleo essencial de hortelã-pimenta por vez, a gosto).

Despeje em uma forma de silicone apropriada e deixe na geladeira até endurecer. Tire da forma e guarde na geladeira em um recipiente hermético, onde se conserva bem por 1 mês.

Caramelo salgado

Rende 12-15 caramelos

175 g de tâmaras secas
60 ml de leite de coco
100 ml de *maple syrup* (xarope de bordo) ou mel
1 colher (chá) de sal
100 g de óleo de coco

Deixe as tâmaras de molho na água por 2 horas e escorra. Coloque no liquidificador ou processador com o leite de coco, o *maple syrup* e o sal. Bata até ficar homogêneo.

Derreta o óleo de coco em banho-maria. Com o liquidificador ou o processador ligado, regue o óleo na mistura de tâmaras até incorporar.

Despeje em uma forma de silicone apropriada e deixe na geladeira até endurecer. Tire da forma e guarde na geladeira, onde se conserva bem em um recipiente hermético por 1 mês.

Bala de framboesa

Rende 12-15 balas

100 g de óleo de coco
125 g de framboesas
100 ml de mel (ou outro adoçante líquido)

Derreta o óleo de coco em banho-maria e despeje no liquidificador com as framboesas e o mel. Bata até ficar homogêneo.
Passe a mistura por uma peneira fina para remover as sementes das framboesas.

Despeje em uma forma de silicone apropriada e deixe na geladeira até endurecer. Tire da forma e guarde na geladeira, onde se conserva bem em um recipiente hermético por 1 mês.

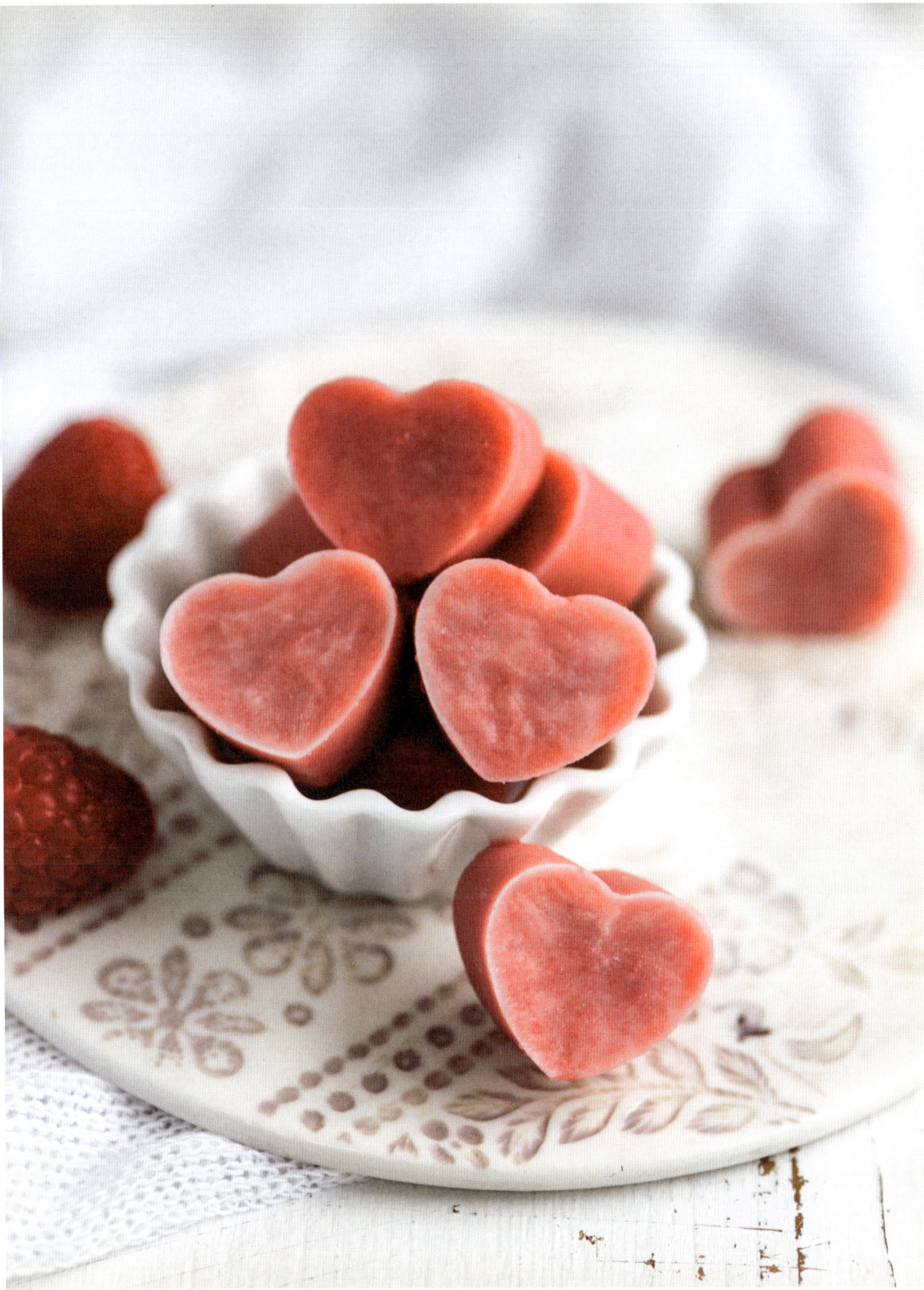

Saúde

QUANDO CONSIDERAMOS os benefícios atribuídos ao óleo de coco, percebemos que ele é um produto incrível no que se refere a questões relacionadas à saúde. Ele é natural, livre de substâncias químicas, antibacteriano e antifúngico, o que o torna particularmente adequado para a pele delicada do bebê e para os cuidados de mães e gestantes.

As propriedades curativas deste óleo são perfeitas para tratar problemas de pele comuns, como o eczema e a queimadura solar, além do efeito calmante em outras afecções. Sua versatilidade também o torna a base ideal para cremes e bálsamos, que podem ser usados para tudo, do tratamento de arranhões a pastilhas para garganta.

O óleo de coco não é bom apenas para a pele; ele também traz uma série de benefícios para o processo digestivo – da manutenção da saúde intestinal e erradicação de parasitas, até o alívio da azia. Suas propriedades antivirais reforçam o sistema imunológico, ajudando a evitar doenças, como gripes e resfriados, e favorecendo a recuperação.

Com sua incrível variedade de benefícios, é hora de o óleo de coco encontrar um lugar no seu kit de primeiros socorros.

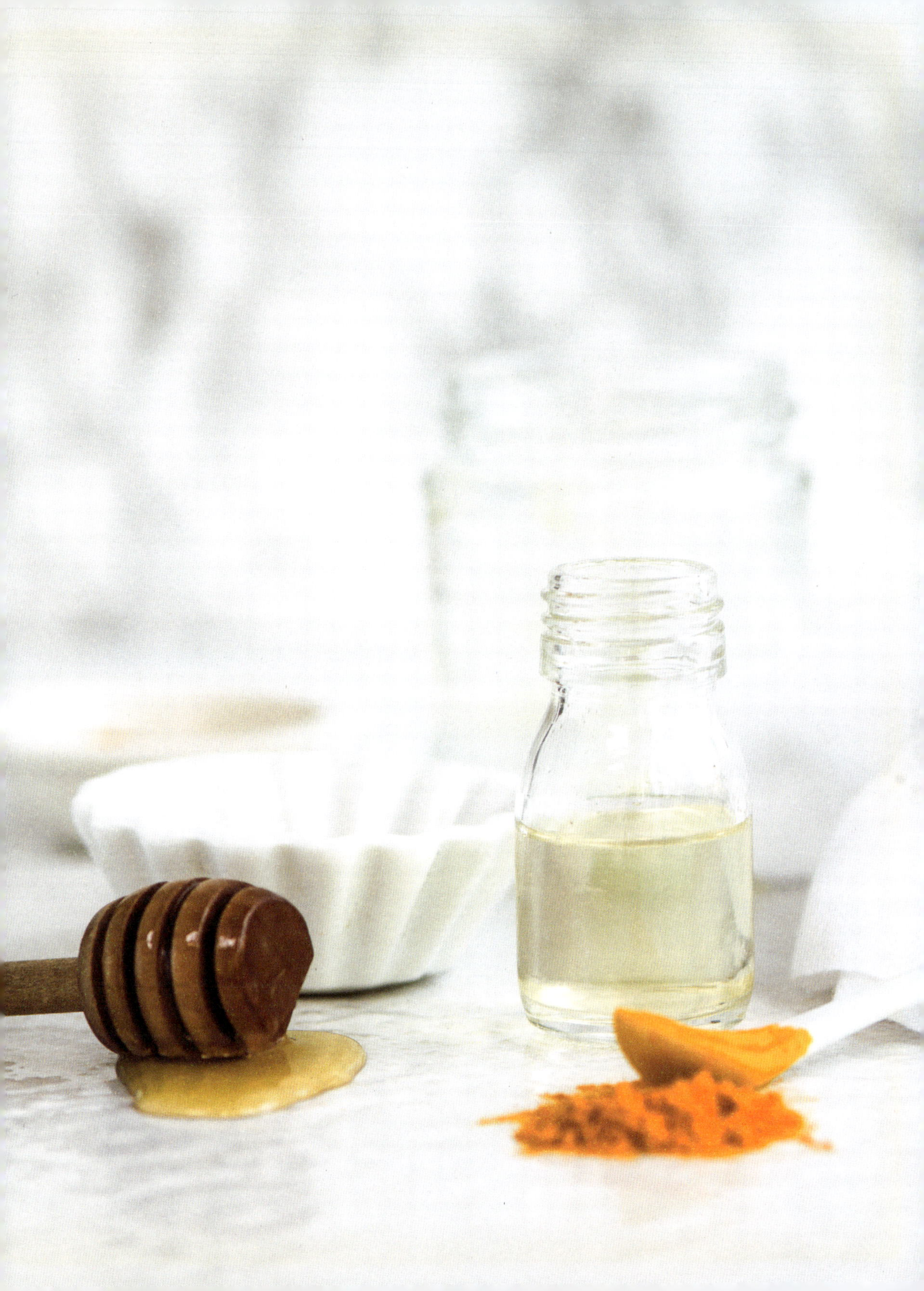

Saúde em geral

Do hidratante e creme de limpeza aos chás estimulantes e cápsulas de óleo, os preparados seguintes expõem a incrível versatilidade do óleo de coco.

Absorção de suplementos

A absorção de muitas vitaminas e minerais presentes nos suplementos é mais eficiente quando combinada com uma gordura, o que torna o óleo de coco uma excelente opção. Tome 1 cápsula de óleo de coco junto com seus suplementos regulares para aumentar a absorção pelo corpo.

Equilíbrio do açúcar no sangue

O alto teor de gordura do óleo de coco o torna perfeito para equilibrar os níveis de açúcar no sangue, porque ele fornece energia ao corpo, sem causar impactos adversos. Tome de 1 a 2 colheres (sopa) quando precisar de energia ou para equilibrar o açúcar no sangue.

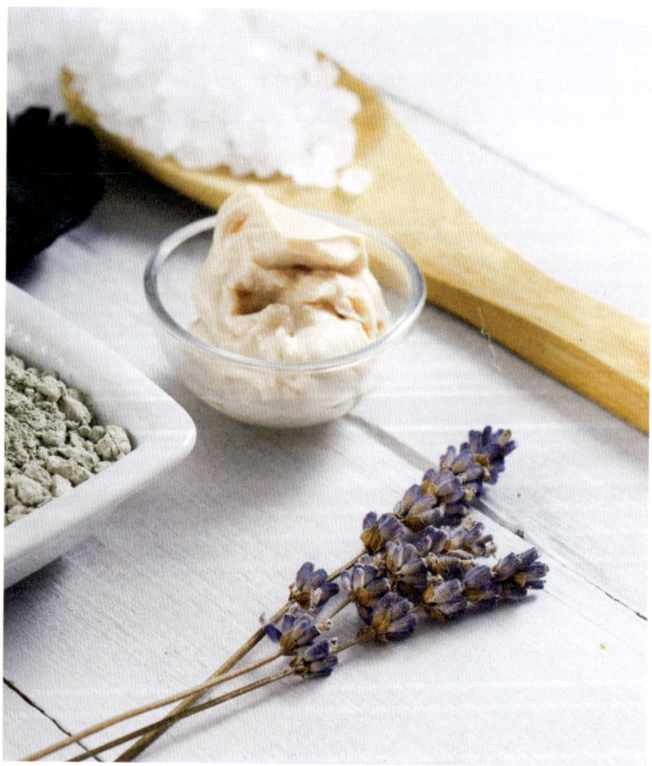

Tratamento para o sono

Graças a seu impacto no equilíbrio dos níveis de energia corporal, o óleo de coco é um excelente tratamento para o sono. Tome de 1 a 2 colheres (sopa) antes de ir para a cama e desfrute de uma boa noite de sono.

Limpeza das orelhas

O óleo de coco é um ótimo produto para a limpeza das orelhas. Mergulhe um cotonete no óleo e limpe delicadamente a parte externa da orelha. Não insira o cotonete no canal auditivo.

Manteiga corporal de magnésio

A falta de magnésio pode contribuir para a fraqueza muscular e câimbras, o cansaço e a perda de memória. O magnésio é bem absorvido através da pele e esta manteiga corporal é ótima para aliviar dores musculares, por levar o magnésio exatamente onde é necessário, além de hidratar.

60 g de óleo de coco
25 g de manteiga de karité
60 ml de óleo de magnésio (veja a dica abaixo)
5-10 gotas de óleo essencial de lavanda (opcional)

Derreta o óleo de coco e a manteiga de karité em banho-maria. Deixe esfriar até os óleos deixarem de ser líquidos e começarem a ficar opacos.

Use uma batedeira manual ou mixer, bata os óleos enquanto derrama lentamente o óleo de magnésio e adiciona o óleo essencial de lavanda (se utilizar).

Coloque a mistura na geladeira por aproximadamente 20 minutos antes de bater novamente. O creme deve ter uma textura espessa e macia.

Transfira para um recipiente hermético e conserve em local fresco.

Dicas e ideias

Você pode comprar o óleo de magnésio pronto, que não é realmente um óleo, mas um líquido grosso, ou pode prepará-lo misturando ½ xícara de água filtrada com 1 xícara de sais de cloreto de magnésio.

Tratamento com sais de Epsom

Os sais de Epsom – ou sulfato de magnésio – são minerais naturais ricos em magnésio. Adicionados ao banho, os sais se quebram e o magnésio é absorvido pelo corpo. Isto estimula o relaxamento muscular e alivia a dor. Para aumentar os benefícios, experimente preparar este banho curativo com a adição do óleo de coco.

300 g de sais de Epsom (aumente se sua banheira for grande)
100 g de óleo de coco
6-12 gotas de óleo essencial de lavanda

Encha a banheira com água quente (a temperatura deve ser agradável). Adicione os sais de Epsom, o óleo de coco e o óleo essencial de lavanda.

Chá estimulante do metabolismo

As propriedades estimulantes do metabolismo presentes no óleo de coco são realçadas com a adição do chá verde, que é outro superalimento estimulante. O chá verde é rico em antioxidantes, que favorecem a boa saúde. Estudos demonstraram que o chá verde pode aumentar a taxa metabólica. Este chá é um jeito simples e delicioso de ativar o metabolismo.

Rende 1 porção

1 saquinho ou 1 colher (chá) de folhas de chá verde
1 colher (sopa) de óleo de coco

Prepare o chá verde com água quente e misture o óleo de coco.

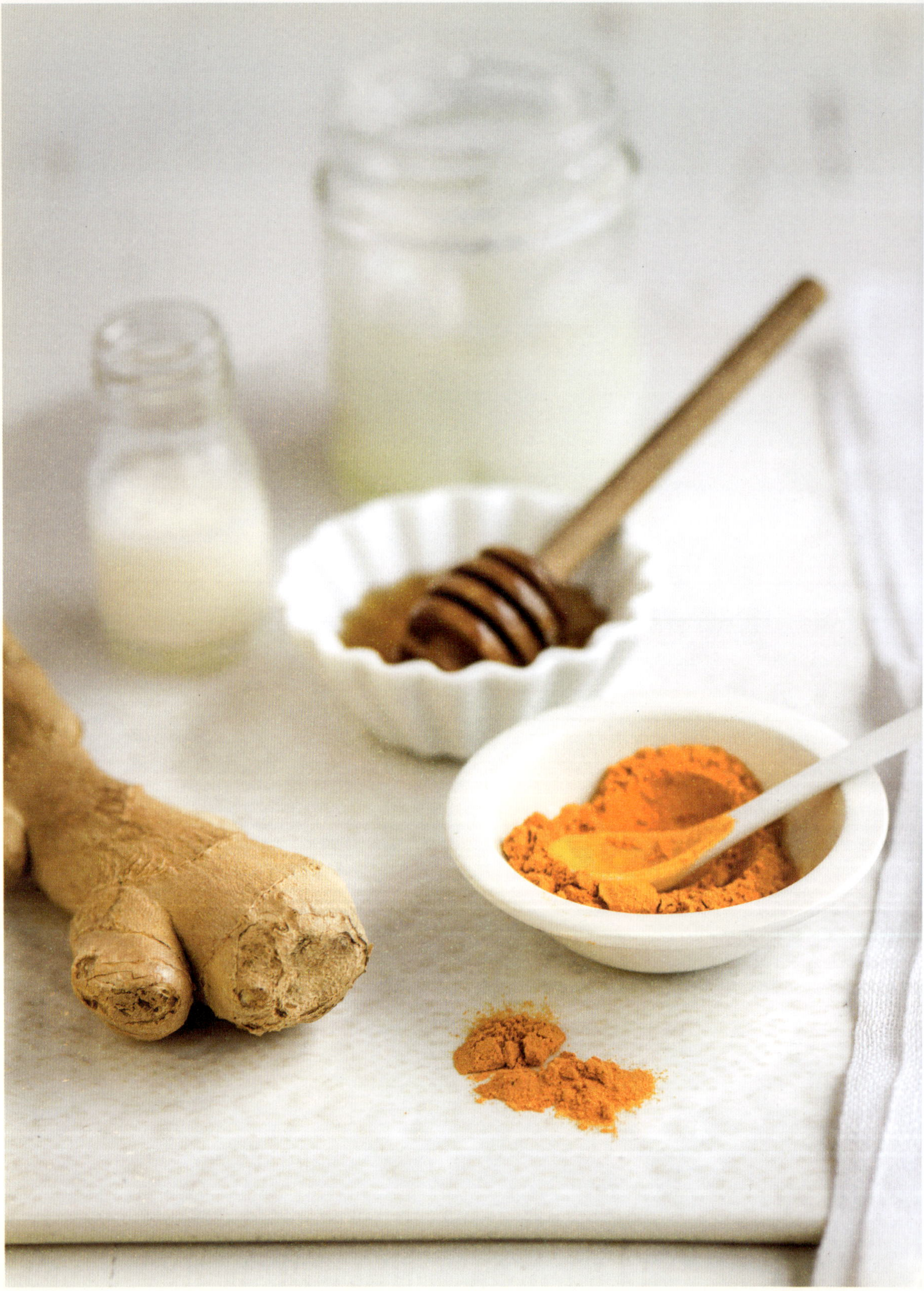

Cápsulas anti-inflamatórias

1 pedaço de 1,5 cm de gengibre
100 g de óleo de coco
2 colheres (chá) de cúrcuma
2 colheres (sopa) de mel

Muitas doenças criam inflamações ou se originam a partir delas. Estas cápsulas são uma maneira prática de ingerir alimentos naturais com compostos anti-inflamatórios no dia a dia.

Descasque e rale o gengibre. Derreta o óleo de coco em banho-maria e misture com o gengibre ralado fino, a cúrcuma e o mel.

Misture bem e despeje em moldes pequenos de silicone (com cavidades equivalentes a ½ colher de sopa) e deixe esfriar.

Tire as cápsulas dos moldes e guarde dentro de um pote em um local fresco. Elas podem ser ingeridas diariamente para obter os benefícios anti-inflamatórios.

Bochecho com óleo

O bochecho com óleo (*oil pulling*) é a antiga técnica ayurvédica de encher a boca com óleo. Ela é conhecida por ajudar a eliminar as toxinas, limpar e branquear os dentes e proteger as gengivas. O óleo de coco é ideal para o bochecho, porque é naturalmente antibacteriano.

O bochecho é simples: basta colocar uma colher (sopa) de óleo de coco na boca e bochechar durante o máximo de tempo possível (os praticantes bochecham durante uns 20 minutos!), antes de cuspir fora no lixo (nunca na pia, para não correr o risco de entupir o cano no inverno).

Para tornar o bochecho com óleo mais cômodo e agradável, experimente criar suas próprias cápsulas de óleo.

Cápsulas saborosas para bochechos

225 ml de óleo de coco
Óleos essenciais (consulte os sabores)

Derreta o óleo de coco em banho-maria. Adicione os óleos essenciais e misture. Despeje em um molde e deixe na geladeira até endurecer. Tire do molde e conserve as cápsulas em um pote na geladeira, para facilitar o bochecho.

Sabores

Hortelã-pimenta: adicione 5-10 gotas de óleo essencial de hortelã-pimenta.

Canela e cravo: adicione 5 gotas de óleo essencial de canela e 2 gotas de óleo essencial de cravo.

Limão-siciliano: adicione 5-10 gotas de óleo essencial de limão-siciliano.

Mães e bebês

O óleo de coco é o produto perfeito para os bebês, graças a suas propriedades antibacterianas e antifúngicas naturais. Além de agradável para a pele delicada, é adequado para os problemas de pele comuns nos bebês.

Crosta láctea

Para aliviar a crosta láctea, cubra ligeiramente a área afetada com uma camada de óleo de coco. Deixe a pele absorver durante pelo menos 1 hora e use uma escova macia para remover as escamas. Repita se necessário.

Alívio para a catapora

Para aliviar a coceira da catapora, aplique uma camada leve de óleo de coco sobre as feridas quando necessário.

Creme para mamilos

Para suavizar as rachaduras dos mamilos, aplique o óleo de coco, quando necessário, para promover a cura e proporcionar alívio.

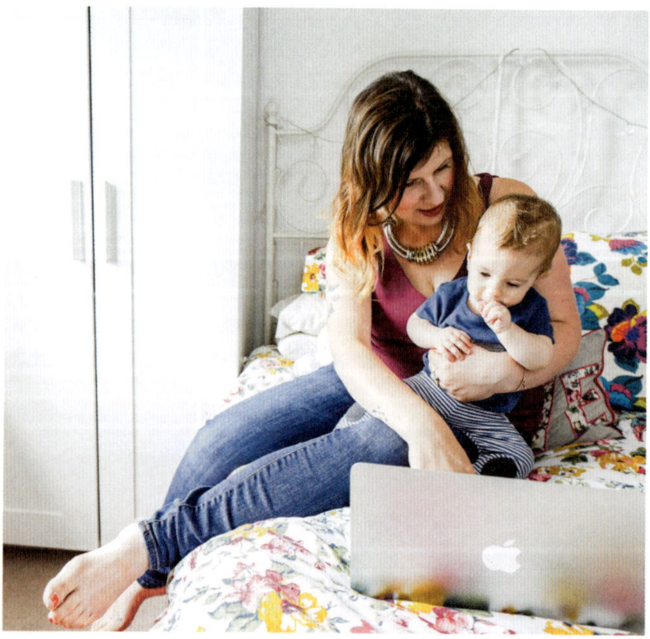

Loção para bebês

O óleo de coco pode ser usado puro para nutrir e proteger a pele do bebê. Entretanto, é importante preparar uma loção mais leve.

75 g de óleo de coco
125 g de gel de aloe vera
5-10 gotas de óleo essencial próprio para bebês, como o de lavanda (opcional)

Derreta o óleo de coco em banho-maria e deixe esfriar e endurecer por 10 minutos.

Use um mixer para misturar o óleo de coco com o gel de aloe vera e o óleo essencial (se utilizar).

Transfira a loção para um recipiente hermético e conserve em um local fresco.

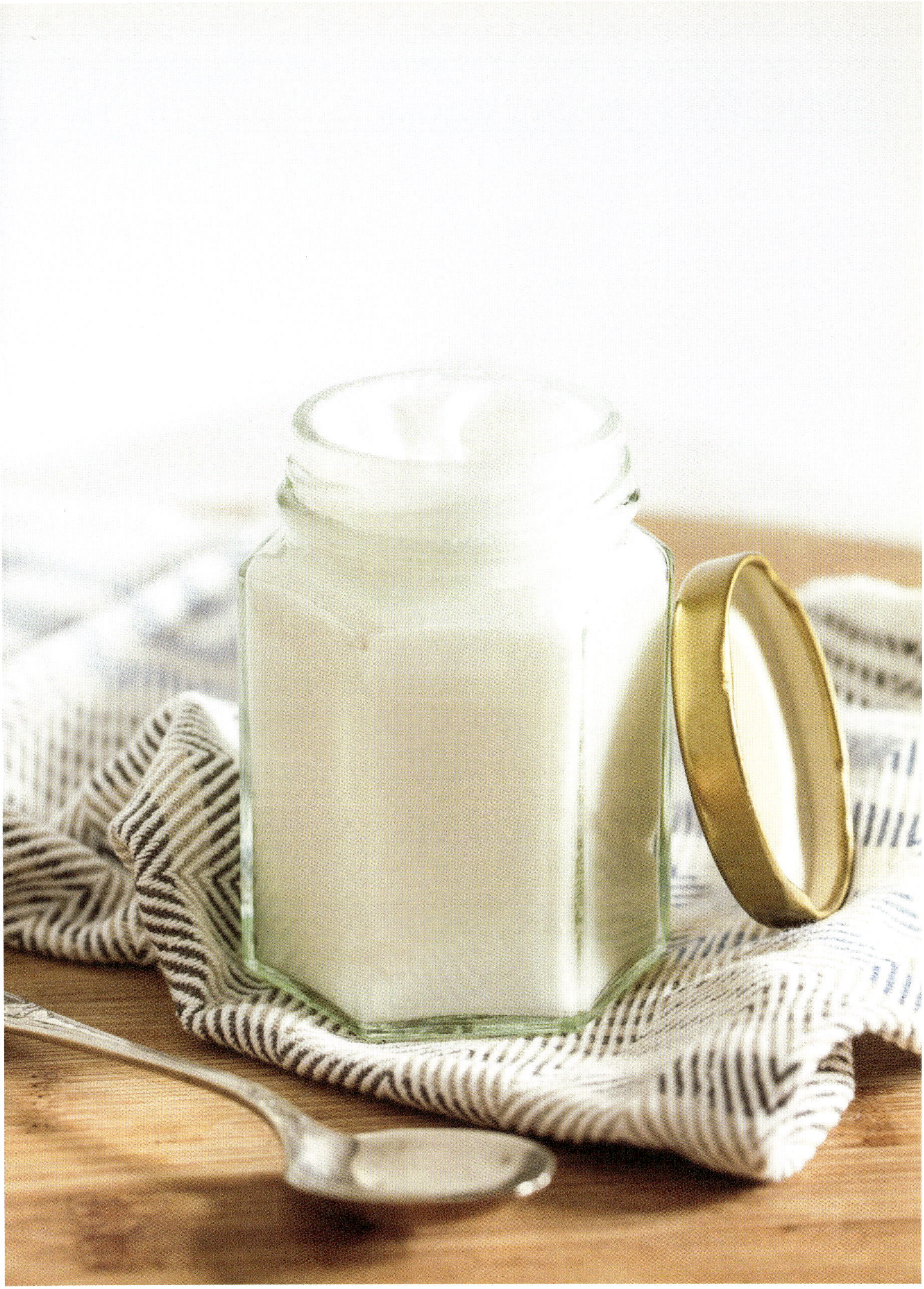

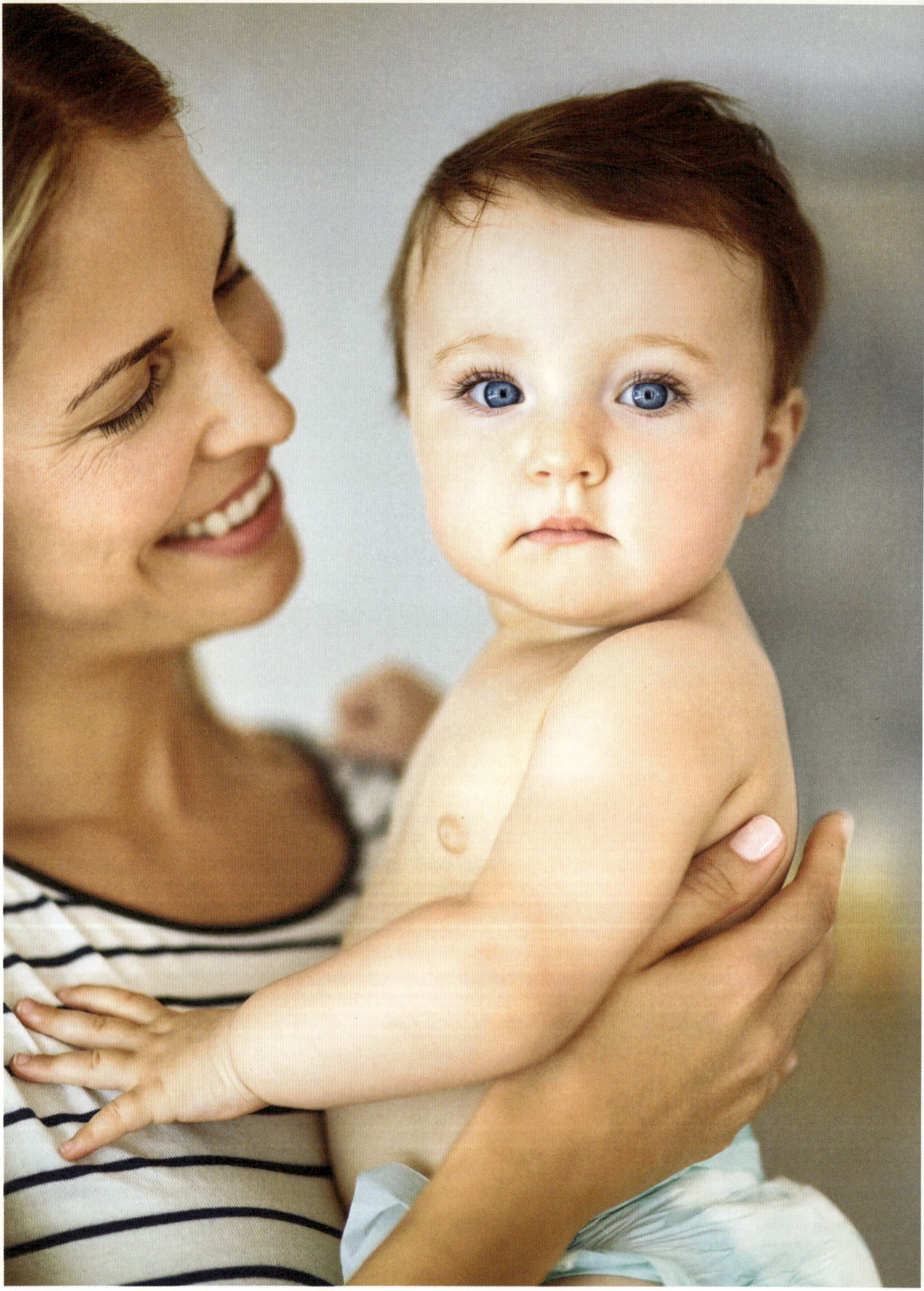

Tratamento de estrias

Infelizmente, as estrias fazem parte da gravidez. Estes são alguns cremes e óleos para suavizar, dar elasticidade à pele e reduzir as cicatrizes.

O óleo de coco pode ser usado puro na prevenção e tratamento eficaz das estrias. Simplesmente massageie a área afetada.

Creme de manteiga de cacau para estrias

100 g de óleo de coco
60 g de manteiga de cacau

Derreta o óleo de coco e a manteiga de cacau em banho-maria. A mistura precisa esfriar até deixar de ser líquida.

Use uma batedeira manual ou mixer para bater a mistura até obter um creme espesso e macio. Transfira para um pote e conserve em temperatura ambiente.

Óleo de olíbano e lavanda para estrias

100 g de óleo de coco fracionado
2 colheres (sopa) de vitamina E
10 gotas de óleo essencial de olíbano
10 gotas de óleo essencial de lavanda

Misture todos os ingredientes em uma garrafa. Aplique generosamente.

Creme para assaduras

60 g de óleo de coco
25 g de manteiga de karité
1 colher (sopa) de farinha de araruta

Derreta o óleo de coco e a manteiga de karité em banho-maria. Deixe esfriar em um local fresco até o óleo deixar de ser líquido e começar a ficar opaco.

Acrescente a farinha de araruta e bata, usando uma batedeira manual ou um mixer. Transfira para um pote ou recipiente hermético e armazene em um local fresco.

Variação

Lavanda: adicione 5 gotas de óleo essencial de lavanda para favorecer a cura.

Bálsamo de calêndula para assaduras

60 g de óleo de coco
25 g de manteiga de karitê
60 g de óleo de calêndula macerada (opcional)
Uma pitada de cúrcuma em pó (opcional)

Derreta o óleo de coco e a manteiga de karitê em banho-maria. Misture com o óleo de calêndula e a cúrcuma (se utilizar).

Despeje em forminhas ou potes de vidro pequenos. Conserve em um local fresco.

Dicas e ideias

Se você está ou pode estar grávida, verifique qual é o óleo essencial adequado para gestantes.

Problemas de pele

As qualidades protetoras e suavizantes do óleo de coco fazem dele um produto excelente para ser usado em vários problemas de pele. Ele pode ajudar a aliviar os sintomas de eczema, erupções cutâneas e queimaduras solares, entre outros.

Hidratante para tatuagem

O óleo de coco é excelente para o tratamento pós-tatuagem. Aplique uma camada bem fina do óleo sobre a tatuagem, depois de lavá-la com água fresca. Repita de três a quatro vezes por dia até cicatrizar.

Erupções cutâneas

Trate as erupções com uma camada fina de óleo de coco para aliviar a coceira e a irritação e promover a cura.

Amaciante de cutículas

Se as cutículas de suas unhas estão enrijecidas, experimente amaciá-las com um pouquinho de óleo de coco. O óleo evita que as cutículas grudem na unha ou fiquem doloridas.

Pelos encravados

Aplique uma camada de óleo de coco para suavizar a pele ao redor dos pelos encravados. Deixe o óleo sobre o local por umas 2 horas antes de extrair o pelo com uma pinça.

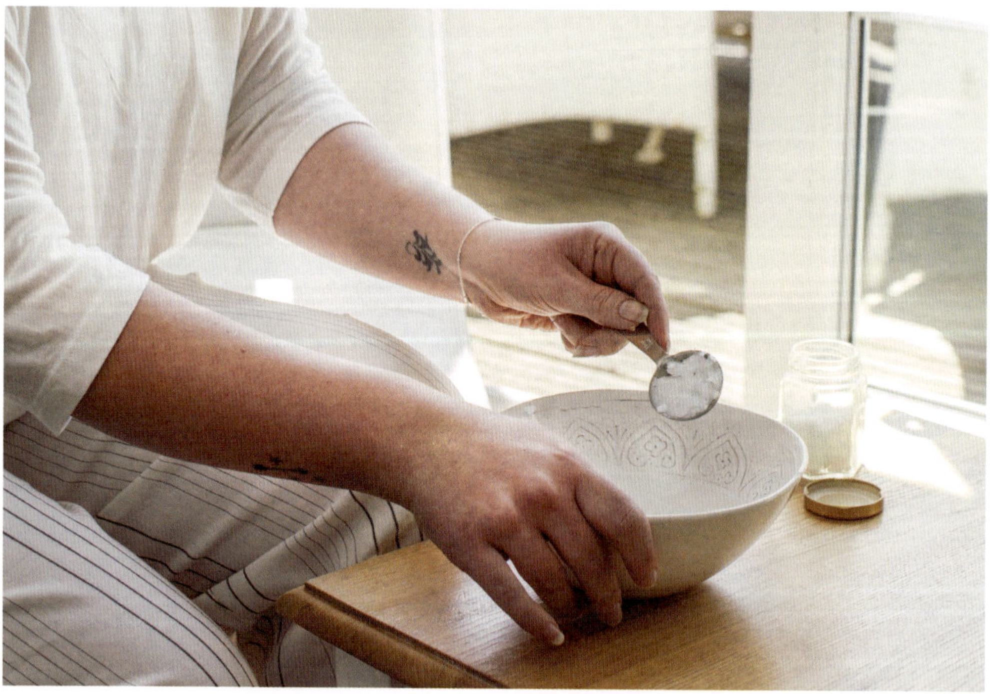

Pomada de mel para machucados

Assim como o óleo de coco, o mel é naturalmente antibacteriano e antisséptico, portanto um ingrediente perfeito para esta pomada.

60 g de óleo de coco
2 colheres (sopa) de cera de abelha
1 colher (sopa) de mel

Derreta o óleo de coco e a cera de abelha em banho-maria. Acrescente o mel e misture.

Despeje em um pote pequeno e deixe esfriar e endurecer. Conserve em um local fresco.

Creme para eczema

O eczema deixa a pele seca, vermelha, escamosa e provoca coceira.

Este creme usa mel e óleos essenciais, além do óleo de coco, para amaciar e hidratar o local do eczema.

100 g de óleo de coco
60 g de manteiga de karité
2 colheres (sopa) de mel
5-10 gotas de óleo essencial de lavanda
5-10 gotas de óleo essencial de melaleuca

Derreta o óleo de coco e a manteiga de karité em banho-maria. Acrescente o mel, misture, e adicione os óleos essências incorporando bem.

Deixe a mistura esfriar até deixar de ser líquida e começar a ficar opaca. Use um mixer e misture para obter uma textura cremosa.

Transfira para um pote e conserve em um local fresco.

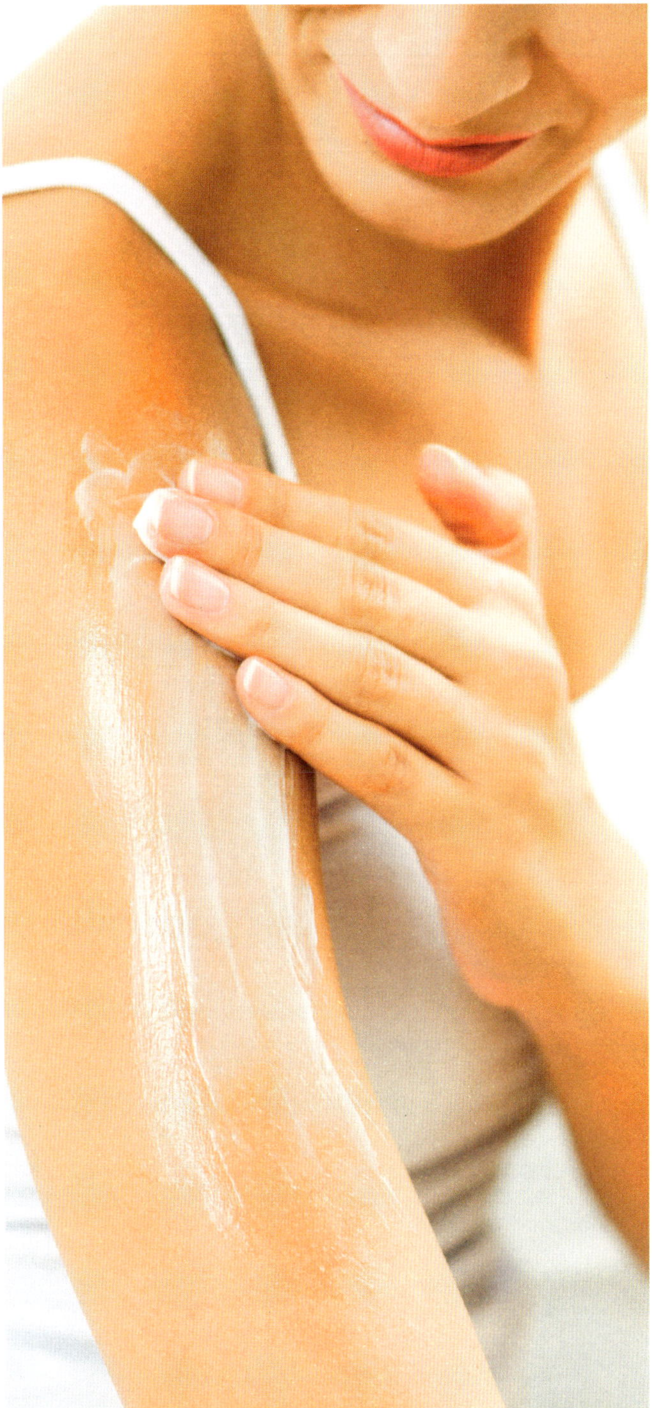

Gel refrescante de aloe vera e coco

75 g de óleo de coco
125 g de gel de aloe vera
1 colher (sopa) de óleo de hamamélis
20 gotas de óleo essencial de hortelã-pimenta

Derreta o óleo de coco em banho-maria. Deixe esfriar por 10 minutos. Adicione o gel de aloe vera e use um mixer para incorporar.

Interrompa o processo e acrescente o óleo de hamamélis e o óleo essencial de hortelã-pimenta. Misture até obter uma textura cremosa.

Transfira para um pote ou recipiente hermético e conserve em um local fresco.

O creme pode ficar na geladeira e ser aplicado frio sobre a pele, mas a textura será um pouco mais firme.

Hidratante pós-sol de mel e lavanda

60 g de óleo de coco
1 colher (sopa) de cera de abelha
100 g de mel cristalizado
20 gotas de óleo essencial de lavanda

Derreta o óleo de coco, a cera de abelha e o mel em banho-maria. Adicione o óleo essencial de lavanda e misture.

Transfira a mistura para um pote e deixe esfriar e endurecer. Conserve em local fresco.

Sabonete esfoliante para queratose pilar

100 g de óleo de coco
2 colheres (sopa) de cera de abelha
1 colher (sopa) de mel
60 g de açúcar mascavo claro
10 gotas de óleo essencial de limão-siciliano

Derreta o óleo de coco e a cera em banho-maria. Adicione o mel, o açúcar e o óleo essencial de limão-siciliano e misture bem. Despeje a mistura em um molde de silicone e deixe endurecer.

No chuveiro ou na banheira, passe o sabonete nas áreas afetadas e massageie suavemente. Enxágue e hidrate com a manteiga corporal (p. 73).

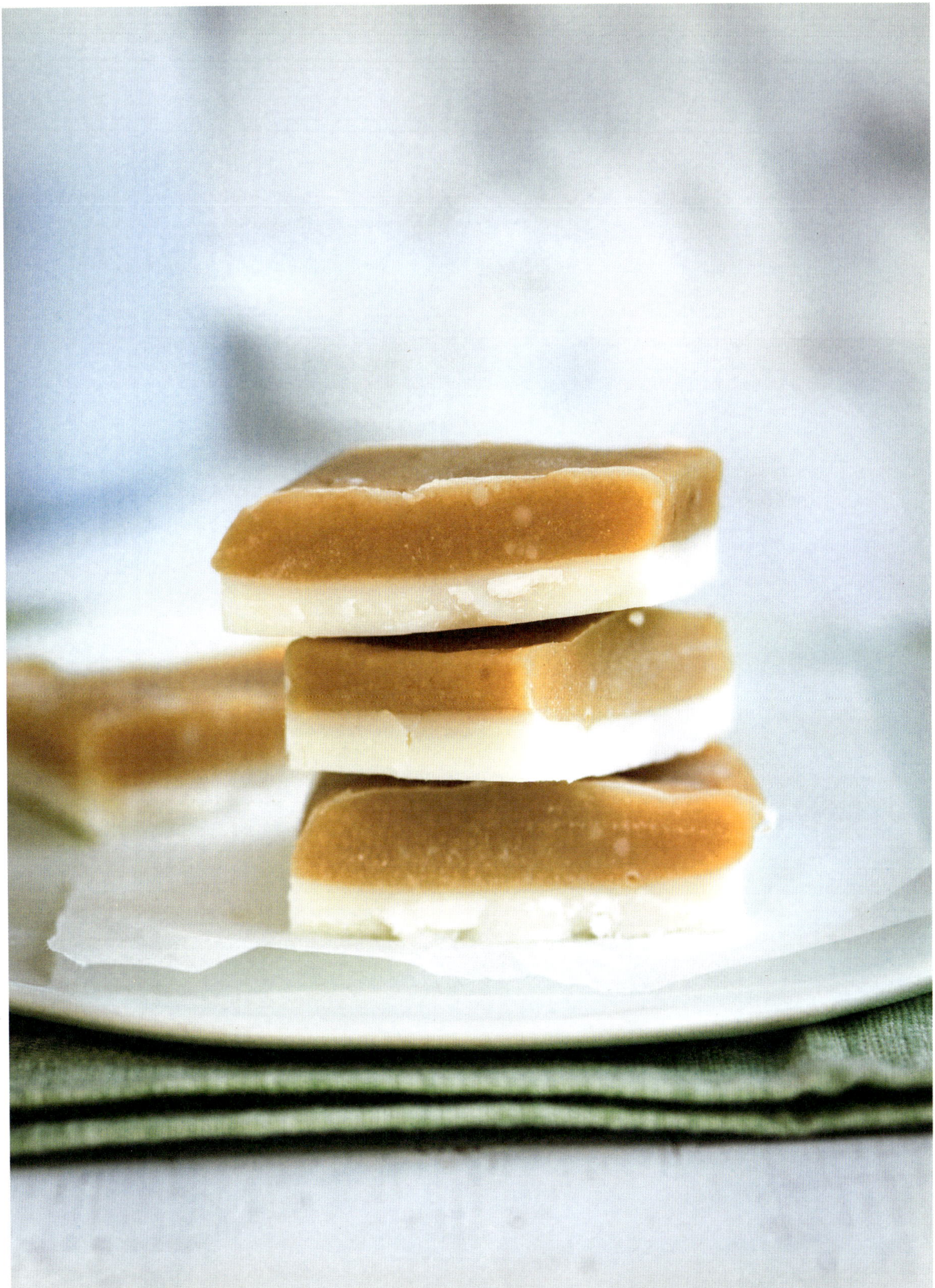

Gripes e resfriados

O óleo de coco é excelente no combate à gripe. Graças a suas propriedades antivirais, ele é altamente qualificado para ajudar o corpo a combater doenças e estimular o sistema imunológico.

Alívio da tosse

Tome 1-3 colheres (chá) de óleo de coco puro para aliviar a tosse seca.

Xarope para a tosse

2 colheres (sopa) de óleo de coco
4 colheres (sopa) de mel líquido
2 colheres (sopa) de xarope de sabugueiro (opcional)
1 limão-siciliano

Derreta o óleo de coco em banho-maria e misture o mel e o xarope de sabugueiro (se utilizar). Esprema o limão-siciliano e adicione o suco.

Guarde o xarope em um pote em temperatura ambiente e tome 1-2 colheres (chá) até 5 vezes por dia, para aliviar a tosse e a dor de garganta.

Pomada descongestionante

60 g de óleo de coco
2 colheres (sopa) de manteiga de cacau
1 colher (sopa) de cera de abelha
20-30 gotas de óleo essencial de eucalipto
5-10 gotas de óleo essencial de hortelã-pimenta
5-10 gotas de óleo essencial de lavanda
5 gotas de óleo essencial de melaleuca

Derreta o óleo de coco, a manteiga de cacau e a cera de abelha em banho-maria. Adicione os óleos essenciais e misture para incorporar.

Despeje a mistura em um pote pequeno e deixe endurecer. Conserve em um local fresco.

Bombas de banho descongestionantes

1 colher (sopa) de óleo de coco
225 g de bicarbonato de sódio
75 ml de água
10-20 gotas de óleo essencial de eucalipto
5-10 gotas de óleo essencial de hortelã-pimenta
5-10 gotas de óleo essencial de melaleuca

Derreta o óleo de coco em banho-maria. Em outra tigela, misture o bicarbonato e a água até formar uma pasta.

Acrescente o óleo de coco, mexendo sempre, e os óleos essenciais.

Distribua a mistura em moldes de silicone e deixe descansar por pelo menos 24 horas para secar. Tire as bombas dos moldes e conserve em um recipiente hermético.

Dicas e ideias

Use no banho para desfrutar os benefícios dos óleos essenciais para a respiração. Cuidado! O piso do boxe pode ficar escorregadio!

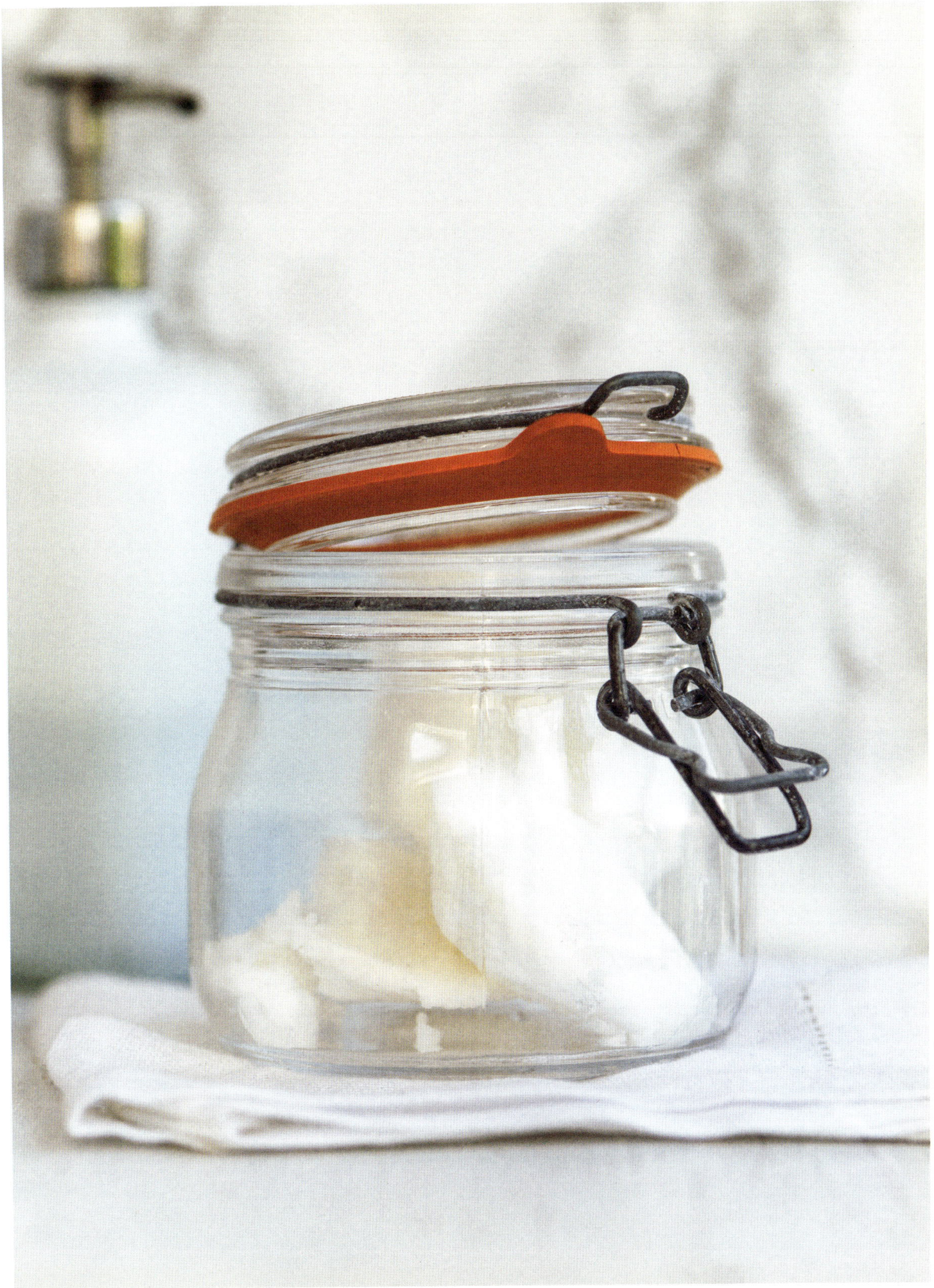

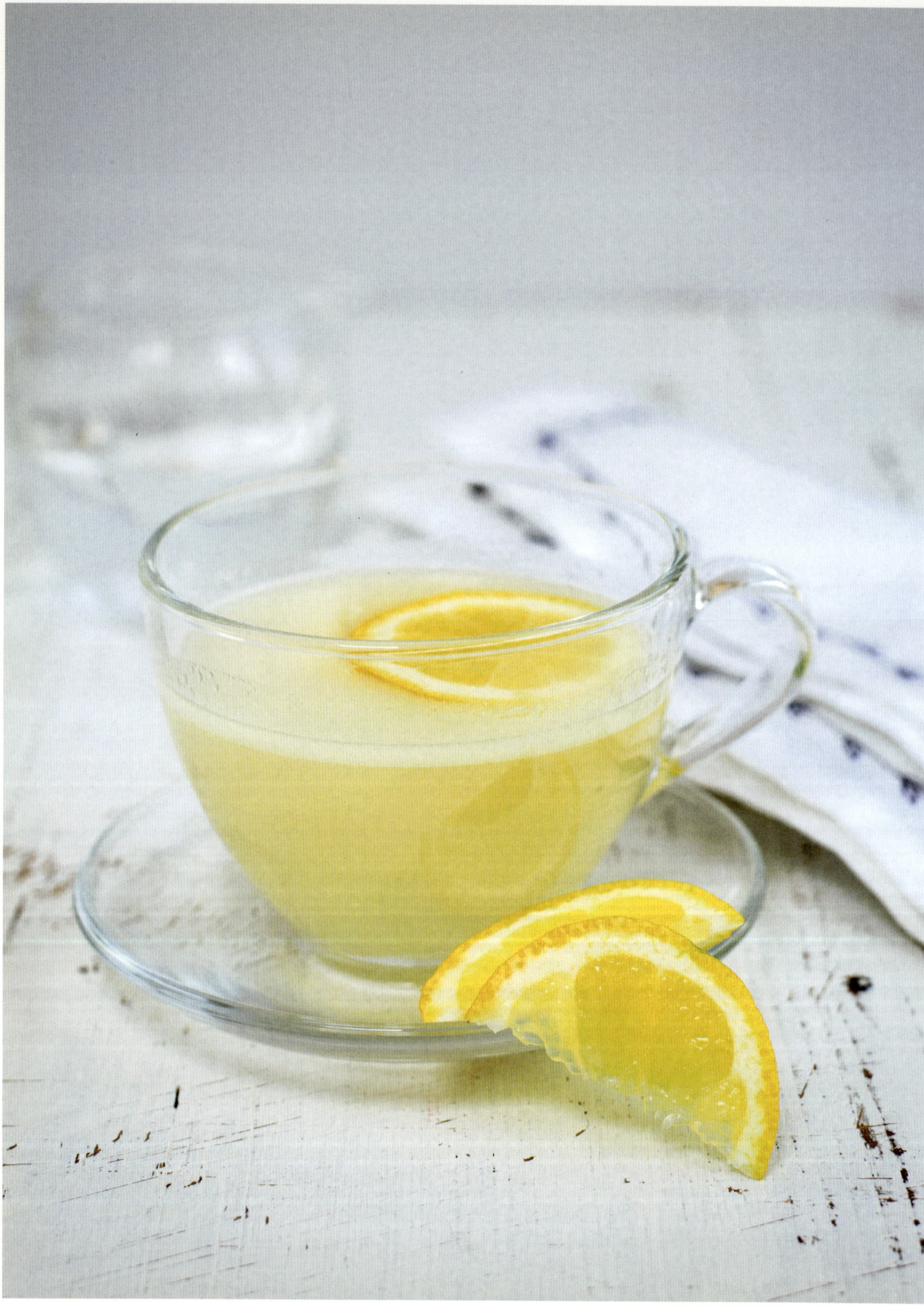

Suco de limão-siciliano com gengibre e mel

Rende 4 xícaras

2 limões-sicilianos
5 cm de gengibre fresco
4 colheres (sopa) de mel
4 colheres (sopa) de óleo de coco
700 ml de água

Esprema o suco dos limões-sicilianos em uma panela. Descasque o gengibre e corte em fatias. Coloque na panela com o mel e o óleo de coco.

Acrescente a água e deixe cozinhar lentamente. Coloque a panela no fogo baixo para infundir o gengibre.

Para beber, encha 2/3 de xícara e complete com água quente. Beba ao longo do dia.

Chá de sabugueiro

Rende 1 xícara

1 saquinho de chá de sabugueiro
1 colher (sopa) de óleo de coco
1 colher (sopa) de mel

Prepare o chá de sabugueiro. Adicione o óleo de coco e o mel e mexa para misturar.

Pastilhas de mel e limão-siciliano

Rende 10-15 unidades

100 g de óleo de coco
175 g de mel cristalizado
Suco de 1 limão-siciliano

Amoleça o óleo de coco (mas não completamente), deixando em um local quente por 10-20 minutos.

Coloque em uma tigela e bata com o mixer. Adicione o mel e, em seguida, o suco de limão--siciliano, e continue a misturar.

Transfira a mistura para moldes de silicone pequenos ou disponha bolinhas da mistura (1 colher de chá) na assadeira forrada com papel-manteiga.

Congele as pastilhas até endurecer, tire dos moldes e conserve em um pote na geladeira.

Variações

Pastilhas de canela: substitua o suco de limão--siciliano por 1 colher (chá) de canela em pó.

Pastilhas de sabugueiro: substitua o suco de limão-siciliano por 60 ml de xarope de sabugueiro.

Pastilhas de gengibre e cravo para a garganta

Rende 10-15 unidades

2,5 cm de gengibre fresco
100 g de óleo de coco
175 g de mel cristalizado
¼ de colher (chá) de cravo moído

Descasque e rale ou corte o gengibre fino. Reserve.

Amoleça o óleo de coco (sem derreter completamente) deixando-o em um local quente por 10-20 minutos. Transfira para uma tigela e bata, usando um mixer. Acrescente o mel e, sempre misturando, adicione o gengibre ralado e o cravo moído.

Transfira a mistura para moldes de silicone pequenos ou disponha bolinhas da mistura (1 colher de chá) em uma assadeira forrada com papel--manteiga. Congele as pastilhas até endurecer, tire dos moldes e conserve em um pote na geladeira.

Digestão

Indigestão, azia e outras doenças digestivas podem causar desconforto. Estes preparados ajudam a aliviar os sintomas sem recorrer ao armário de remédios. Todos fazem uso das propriedades saudáveis do óleo de coco combinado com outros ingredientes naturais.

Alívio para a intoxicação alimentar

É provável que você não queira comer nada quando tem uma intoxicação alimentar. Contudo, a ingestão de 1-2 colheres (sopa) de óleo de coco ajuda o corpo a se curar. O óleo de coco passa rapidamente pelo estômago e mantém os níveis de energia elevados quando você não consegue encarar outros alimentos, e também facilita o trânsito de bactérias para fora do organismo.

Tratamento da azia

As propriedades anti-inflamatórias do óleo de coco funcionam para acalmar o trato digestivo e recuperar o estômago, reduzindo o excesso de ácido estomacal. Experimente tomar 1-2 colheres (sopa) de óleo de coco quando tiver azia.

Cápsulas para o alívio da prisão de ventre

O óleo de coco é excelente para a digestão e, junto com ameixas secas, ajuda a colocar o sistema digestório em movimento.

175 g de ameixas secas
75 g de óleo de coco

Coloque as ameixas secas no processador e bata por 2 minutos. Acrescente o óleo de coco e bata até obter uma mistura pastosa.

Tire do processador e modele várias bolinhas ou pressione a mistura em moldes de silicone pequenos. Conserve na geladeira e tome 1-2 cápsulas quando necessário.

Chá para alívio dos gases

O óleo de coco alivia os gases e o inchaço no estômago. Combinado com chás de ervas específicos, ele ajuda a relaxar o corpo.

1 saquinho de chá de hortelã-pimenta ou camomila
1 colher (sopa) de óleo de coco

Prepare o chá em água quente. Misture o óleo de coco e beba.

Pastilhas contra o enjoo

O gengibre tem propriedades poderosas no combate a náuseas. Use estas pastilhas mastigáveis para aliviar o enjoo.

1,5 cm de gengibre fresco
100 g de óleo de coco
175 g de mel cristalizado

Descasque e rale, moa ou pique o gengibre. Reserve.

Amoleça o óleo de coco (sem derreter completamente), deixando-o em um local quente, por 10-20 minutos.

Transfira para uma tigela e bata com o mixer. Acrescente o mel, continue a bater e adicione o gengibre.

Transfira a mistura para moldes de silicone pequenos ou disponha bolinhas (1 colher de chá) na assadeira forrada com papel-manteiga. Congele as pastilhas até endurecer. Tire dos moldes e conserve em um pote na geladeira.

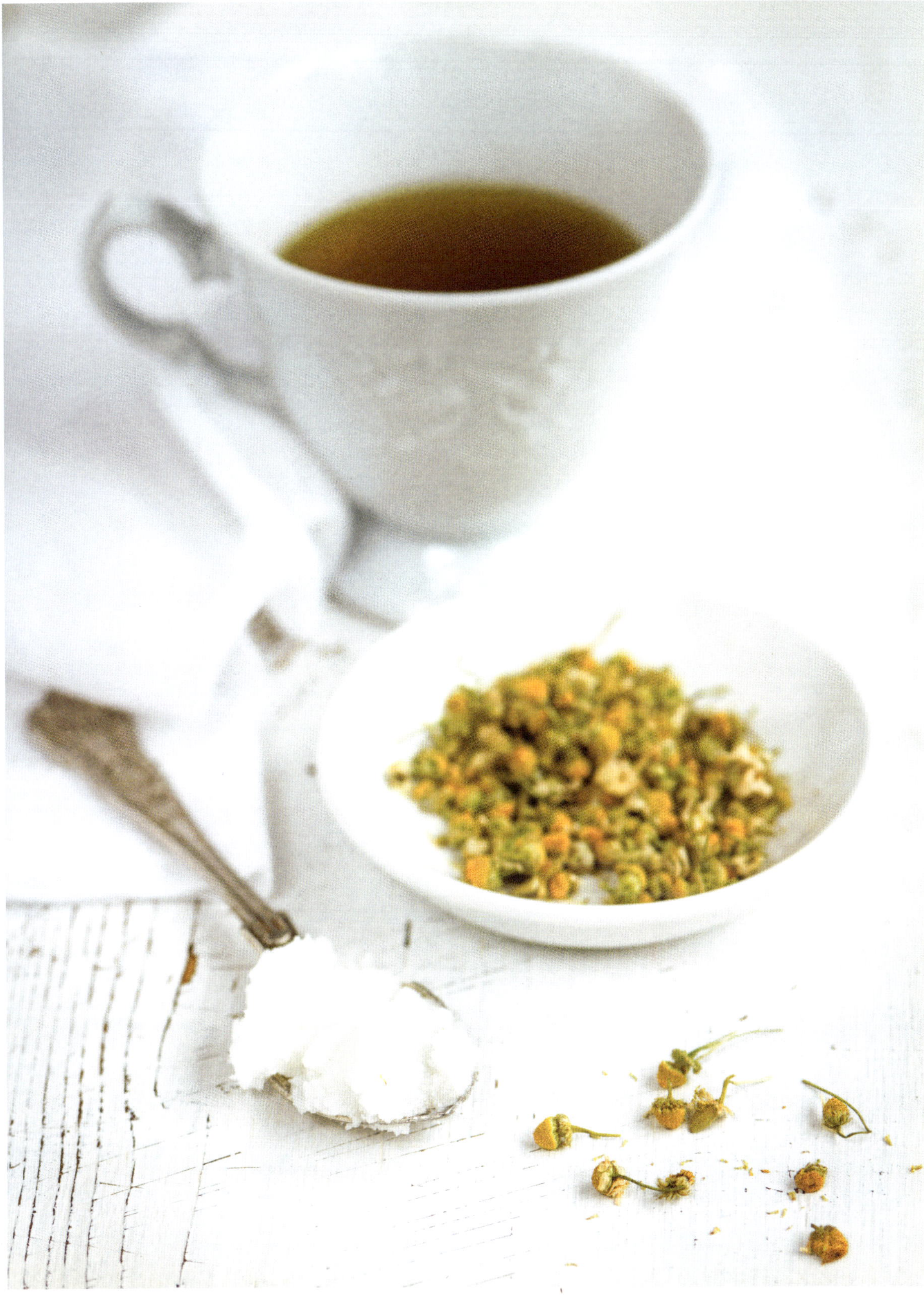

Tratamentos diversos

O óleo de coco deve ocupar um lugar de destaque na gaveta de remédios porque pode aliviar todos os tipos de mal-estares. Prepare um creme para hematomas, combinando o óleo de coco com o gel de arnica. Ele é eficaz no tratamento de aftas, no alívio da dor de cabeça e para amenizar o desconforto da caspa.

Fungos

As propriedades antifúngicas do óleo de coco fazem dele o tratamento natural de infecções por fungos de qualquer tipo. Aplique regularmente o óleo de coco na área infectada.

Caspa

A caspa provoca coceira e desconforto no couro cabeludo, além de uma descamação incômoda. Para aliviar o desconforto e tratar a pele, massageie um pouco de óleo de coco no couro cabeludo. Deixe agir por alguns minutos – ou durante a noite – e lave com xampu para remover os resíduos. Repita se necessário.

Narinas ressecadas

Nos meses de inverno, quando o ar está mais seco ou você está gripado, as narinas ficam doloridas e secas. Experimente aplicar uma camada fina de óleo de coco, por fora e por dentro do nariz para hidratar e suavizar a área.

Aftas

O óleo de coco é uma terapêutica útil para as aftas. Aplique diretamente na área afetada, assim que perceber a formação de uma ferida, e repita se necessário.

Infecções de ouvido

Para tratar as infecções de ouvido, coloque 2-3 gotas de óleo de coco no canal auditivo. Permaneça alguns minutos com a cabeça inclinada para permitir a penetração do óleo, e repita do outro lado.

Hemorroidas

Aplique o óleo de coco para aliviar as áreas afetadas por hemorroidas, principalmente antes de usar o banheiro.

Pé de atleta

Aplique o óleo de coco diariamente na área afetada até a eliminação dos fungos.

Creme com gel de arnica

A arnica é uma erva medicinal utilizada para dores musculares e hematomas. Aplicada com o óleo de coco, ela reduz o latejamento e a inflamação nas contusões, e ajuda a acelerar o processo de cura.

100 g de óleo de coco
125 g de gel de arnica

Derreta o óleo de coco em banho-maria e deixe esfriar por 5-10 minutos até o óleo começar a ficar opaco.

Adicione o gel de arnica e misture, usando um mixer ou batedeira manual, até incorporar completamente.

Transfira o creme para um pote e conserve em um local fresco.

Pomada para dor de cabeça

60 g de óleo de coco
25 g de cera de abelha
5-10 gotas de óleo essencial de lavanda
5-10 gotas de óleo essencial de camomila-romana

Derreta o óleo de coco e a cera de abelha em banho-maria. Adicione os óleos essenciais e transfira a mistura para um pote pequeno.

Deixe endurecer e conserve em um local fresco.

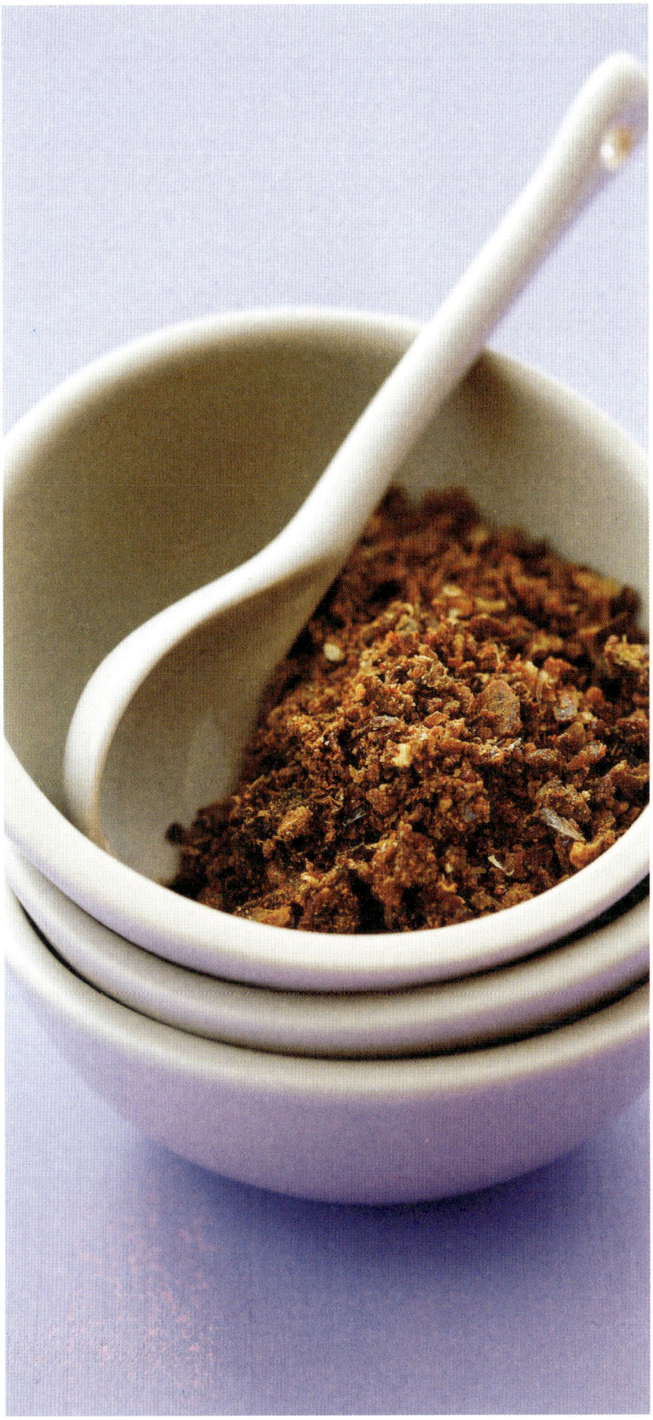

Dicas e ideias

O óleo de coco é um excelente veículo para a diluição de óleos essenciais que aliviam as dores de cabeça. Experimente friccionar um pouco nas têmporas para aliviar a dor e relaxar.

Esportes

Não importa se o óleo de coco é usado para preparar bebidas energéticas ou para aliviar os músculos doloridos após um treino. Sua prática esportiva vai tirar proveito das propriedades terapêuticas deste ingrediente incrível.

Proteção contra irritação de pele

O óleo de coco ajuda a evitar a irritação da pele em corridas longas. Aplique uma camada fina de óleo de coco para lubrificar a região.

Pomada para dor muscular

Esta pomada contém gel de arnica e óleos essenciais selecionados para aliviar dores. Escolha entre a mistura aquecedora e a refrescante. A mistura refrescante é melhor para as regiões que possam estar inflamadas, como as articulações dos joelhos e cotovelos. A aquecedora é excelente para as regiões com dores generalizadas, como as coxas, depois de uma corrida.

Pomada aquecedora para músculos doloridos

100 g de óleo de coco
40 g de cera de abelha
75 g de gel de arnica
10-20 gotas de óleo essencial de canela
10-20 gotas de óleo essencial de gengibre

Derreta o óleo de coco e a cera de abelha em banho-maria. Deixe esfriar até a mistura começar a endurecer e ficar opaca (10-20 minutos).

Adicione o gel de arnica e os óleos essenciais, e misture bem.

Transfira a mistura para um pote e deixe endurecer. Conserve em um local fresco.

Pomada refrescante para músculos doloridos

100 g de óleo de coco
40 g de cera de abelha
75 g de gel de arnica
10-20 gotas de óleo essencial de hortelã-pimenta
10-20 gotas de óleo essencial de eucalipto

Derreta o óleo de coco e a cera de abelha em banho-maria. Deixe esfriar até a mistura começar a endurecer e ficar opaca (10-20 minutos).

Adicione o gel de arnica e os óleos essenciais, e misture bem. Transfira a mistura para um pote e deixe endurecer. Conserve em um local fresco.

Energéticos naturais

A tâmara é uma fonte natural de carboidratos. Experimente estes energéticos perfeitos antes ou durante o treino – eu os usei quando treinava para a meia-maratona. Simplesmente embrulhe em papel-alumínio, guarde no bolso e consuma para melhorar a disposição no meio da corrida.

Energético de tâmara e coco

175 g de tâmaras
75 g de óleo de coco
2 colheres (sopa) de coco ralado

Coloque todos os ingredientes no processador e bata até a mistura formar uma bola de consistência pastosa. Modele bolinhas e conserve na geladeira.

Energético de limão-siciliano e laranja

175 g de tâmaras
75 g de óleo de coco
Raspas de 1 limão-siciliano
Raspas de 1 laranja

Coloque todos os ingredientes no processador e bata até a mistura formar uma bola de consistência pastosa. Modele bolinhas e conserve na geladeira.

Limonada para esportista

Rende 2 copos

1 limão-siciliano
1 limão-taiti
475 ml de água de coco
1 colher (sopa) de sementes de chia
1 colher (sopa) de óleo de coco

Esprema o limão-siciliano e o limão-taiti e junte com a água de coco. Coloque no liquidificador com as sementes de chia e o óleo de coco.

Bata até formar espuma. Sirva imediatamente ou guarde em uma garrafa para transportar.

A bebida pode ser conservada na geladeira, mas é necessário misturar antes de beber.

Laranjada para esportista

Rende 2 copos

240 ml de suco de laranja
240 ml de água de coco
1 colher (sopa) de sementes de chia
1 colher (sopa) de óleo de coco

Junte o suco de laranja e a água de coco no liquidificador, e em seguida as sementes de chia e o óleo de coco.

Bata bem até formar espuma. Sirva imediatamente ou coloque em uma garrafa para transportar.

A bebida pode ser conservada na geladeira, mas e é necessário misturar antes de beber.

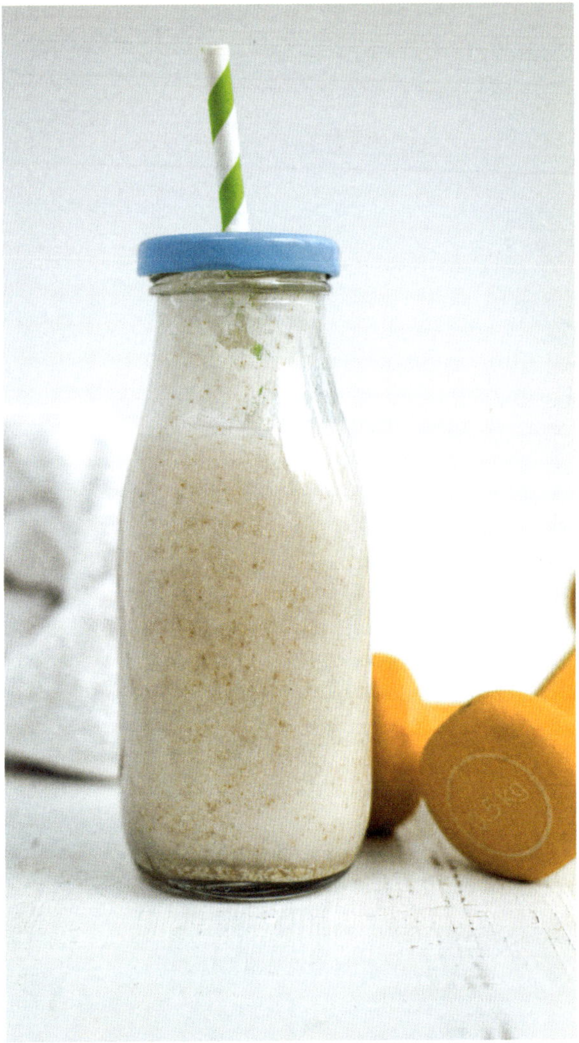

Bebida de morango para esportista

Rende 2 copos

225 g de morangos frescos
350 ml de água de coco
1 colher (sopa) de sementes de chia
1 colher (sopa) de óleo de coco

Junte os morangos e a água de coco no liquidificador e adicione as sementes de chia e o óleo de coco.

Bata até formar espuma. Sirva imediatamente ou coloque em uma garrafa para transportar.

A bebida pode ser conservada na geladeira, mas é necessário misturar antes de beber.

Tratamento de picadas e repelente de insetos

O óleo de coco é um repelente eficaz e também pode aliviar o incômodo de picadas de insetos.

Bálsamo para tratar picadas

60 g de óleo de coco
2 colheres (sopa) de cera de abelha
1 colher (sopa) de mel
5-10 gotas de óleo essencial de lavanda
5 gotas de óleo essencial de hortelã
5 gotas de óleo essencial de melaleuca

Derreta o óleo de coco e a cera de abelha em banho-maria. Junte o mel e misture até dissolver no óleo de coco. Adicione os óleos essenciais e transfira para um pote. Deixe endurecer e conserve em um local fresco.

Roll-on para tratar picadas

2 colheres (sopa) de óleo de coco fracionado
10 gotas de óleo essencial de lavanda
5 gotas de óleo essencial de hortelã
5 gotas de óleo essencial de melaleuca

Combine todos os óleos e transfira para um recipiente roll-on pequeno.

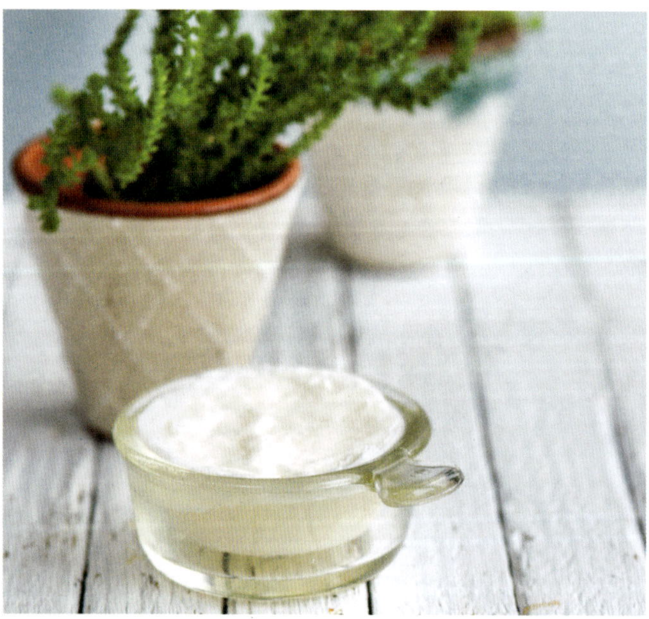

Barras repelentes de insetos

100 g de óleo de coco
40 g de cera de abelha
2 colheres (sopa) de manteiga de cacau
Óleos essenciais (veja abaixo)

Derreta o óleo de coco, a cera de abelha e a manteiga de cacau em banho-maria. Acrescente os óleos essenciais e despeje nos moldes de silicone.

Deixe esfriar e endurecer na geladeira. Tire dos moldes e conserve em local fresco. Para usar, friccione suavemente a barra sobre a pele exposta para repelir insetos.

Óleo de citronela: a citronela é usada como repelente de insetos. Use de 10 a 20 gotas de óleo essencial de citronela e de 5 a 10 gotas de óleo essencial de lavanda.

Hortelã-pimenta: a hortelã-pimenta é um repelente natural de mosquitos. Use de 10 a 20 gotas de óleo essencial de hortelã-pimenta.

Aromaterapia e alívio do estresse

Não se deixe desanimar depois de um dia estressante – use o óleo de coco para criar bálsamos relaxantes e purificadores, e você nunca perderá o pique.

Aromatizantes terapêuticos

Estes aromatizantes são próprios para usar em queimadores para óleos essenciais, sem o uso de água. Coloque uma mistura pronta sobre o queimador e desfrute de seu aroma incrível.

100 g de óleo de coco para cada combinação
Óleos essenciais (veja as combinações abaixo)

Derreta o óleo de coco em banho-maria. Adicione os óleos essenciais e misture bem.

Despeje em moldes pequenos (que devem ser adequados ao tamanho do queimador) e deixe endurecer na geladeira.

Tire os aromatizadores dos moldes e conserve em um pote em local fresco.

Combinações

Para dormir: óleo essencial de cedro, lavanda e laranja.

Para desestressar: óleos essenciais de gerânio, lavanda e rosa.

Para revigorar: óleos essenciais de laranja, limão-siciliano e hortelã-pimenta.

Para combater uma indisposição: óleos essenciais de limão, hortelã-pimenta, melaleuca e eucalipto.

Comece usando 5-10 gotas de óleo essencial e vá experimentando a quantidade necessária para você.

Bálsamo de lavanda e gerânio para aliviar o estresse

100 g de óleo de coco
10 gotas de óleo essencial de lavanda
10 gotas de óleo essencial de gerânio

Derreta o óleo de coco em banho-maria e adicione os óleos essenciais. Transfira para um pote pequeno e deixe esfriar e endurecer.

Para usar, friccione os dedos no bálsamo e massageie a pele.

Conserve em temperatura ambiente para manter o bálsamo bem firme, ou aqueça antes de usar se quiser uma textura mais macia.

Óleo de tangerina e ylang ylang para aliviar o estresse

100 g de óleo de coco fracionado
10 gotas de óleo essencial de tangerina
10 gotas de óleo essencial de ylang ylang

Combine os óleos e transfira para uma garrafa. Conserve em local fresco.

Nota: se preferir, o óleo essencial de tangerina pode ser substituído por óleo de laranja.

Dicas e ideias

Muitos óleos essenciais possuem propriedades que reduzem o estresse, e o óleo de coco é um veículo perfeito. Desfrute os benefícios destas misturas em uma automassagem.

Casa

ALGUNS DOS USOS MAIS surpreendentes do óleo de coco estão dentro de casa. Sendo um óleo natural, com propriedades lubrificantes e protetoras, ele pode ser usado de várias maneiras, com aplicações em todos os cômodos da casa – sem mencionar o jardim e até mesmo o carro!

O óleo de coco é completamente natural e pode ser usado como uma base em produtos para crianças e pets. É adequado para produtos de limpeza sem substâncias químicas, como sprays, sabões e detergentes.

Todas as receitas e aplicações apresentadas aqui podem ser feitas com óleo de coco virgem ou extravirgem. Entretanto, se você quiser economizar, o óleo de coco refinado pode ser usado quando o produto é empregado como lubrificante para máquinas.

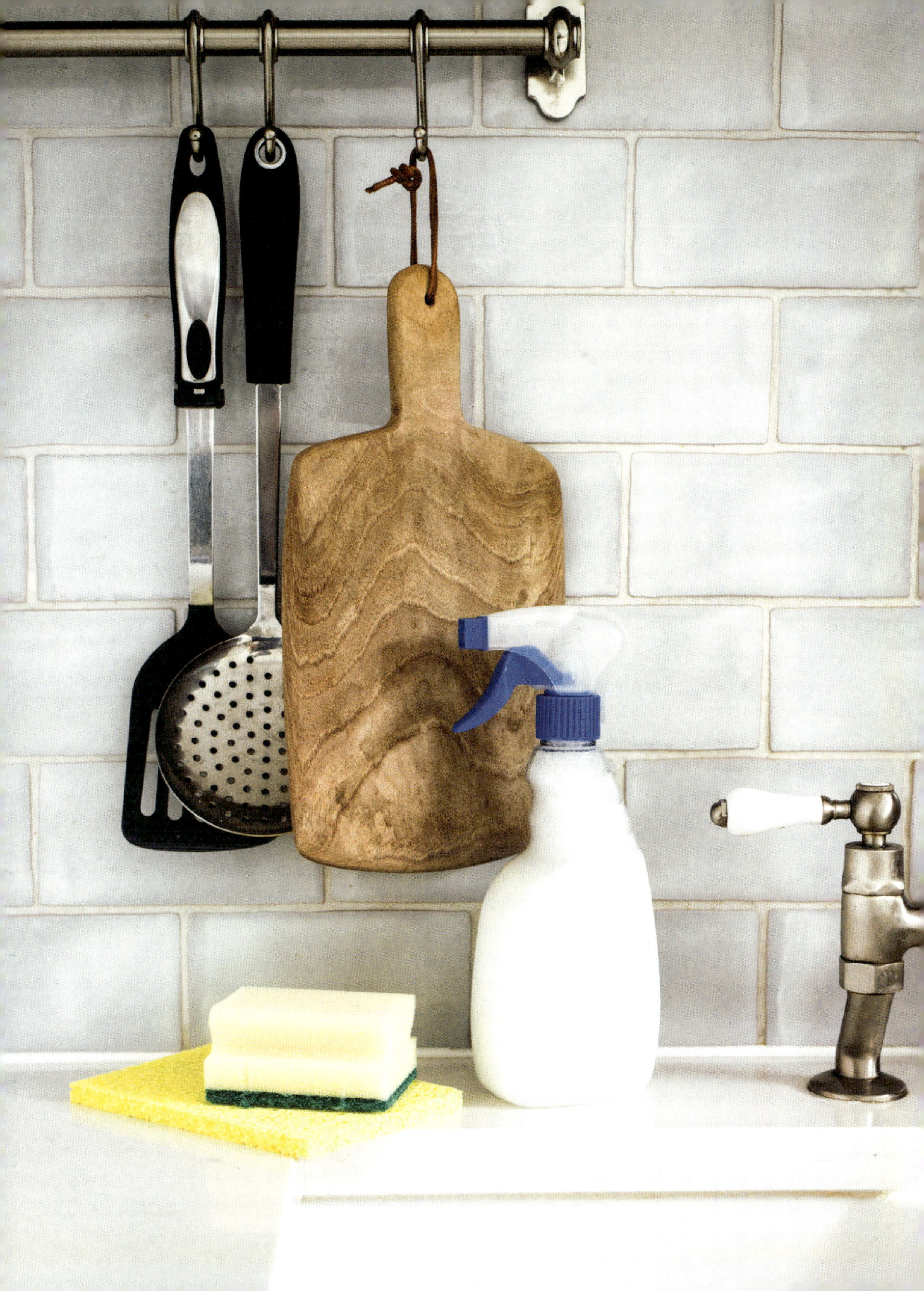

Na casa

O óleo de coco pode ajudar de muitas maneiras nas tarefas domésticas diárias – e ele evita o acúmulo de polidores, limpadores e outros produtos de limpeza na despensa.

Tratar couro

Use um pano macio para passar o óleo de coco puro na mobília e nas roupas de couro, mantendo as peças macias, limpas e hidratadas. Faça sempre um teste, principalmente no couro tingido ou colorido.

Tratar madeira

O óleo de coco pode ser aplicado na madeira para criar uma cobertura protetora. Use um pano e aplique o óleo em movimentos circulares.

Lubrificar dobradiças

As dobradiças estão rangendo? Aplique o óleo de coco puro para lubrificar a dobradiça e facilitar o movimento.

Remover chiclete

Aplique quantidades generosas de óleo de coco sobre o chiclete, deixe agir por 5 minutos e remova cuidadosamente com um pano. Limpe a área com sabão de Castela, para remover o óleo restante.

Remover etiquetas

Você odeia quando a cola de uma etiqueta não sai? Aplique o óleo de coco, deixe agir por 5 minutos, e depois esfregue ou raspe facilmente.

Remover ferrugem

Espalhe um pouco de óleo de coco sobre uma área enferrujada. Deixe agir por 2-3 minutos e limpe com um pano. Esfregue um pouco mais de óleo sobre o objeto de metal para protegê-lo da ferrugem.

Destravar zíperes

Se você tem um zíper que trava facilmente ou não corre bem, espalhe uma camada fina de óleo de coco ao longo dos dentes nos dois lados. Abra e feche algumas vezes para lubrificar.

Tirar um anel apertado

O anel ficou preso no dedo? Para soltá-lo, use o óleo de coco como lubrificante.

Preservar as cordas do violão

O óleo de coco pode ser usado para manter as cordas do violão condicionadas e flexíveis. Coloque uma pequena quantidade de óleo em um pano macio e passe em cada corda.

Polir mobília

Use o óleo de coco como polidor de mobília, aplicando-o com um pano macio. Faça primeiro um teste em uma parte escondida do móvel.

Polir calçados

Para limpar, polir e conservar os sapatos de couro, aplique o óleo de coco com um pano macio e escove para dar brilho.

Dar brilho às joias

Use o óleo de coco para limpar e dar brilho às joias. Coloque uma pequena quantidade de óleo sobre um tecido macio e lustre a peça.

Lustrar plantas

As folhas das plantas ficam empoeiradas com o tempo. Limpe as folhas grandes com um pouco de óleo de coco, removendo a poeira e mantendo o brilho.

Pendurador de cabides

Tire todas as roupas do armário e passe um pouco de óleo de coco ao longo do pendurador de cabides para os cabides deslizarem facilmente.

Lubrificar tesouras

Conserve o bom funcionamento das tesouras aplicando um pouquinho de óleo de coco nas partes móveis.

Evitar que a cera grude nos candelabros

Para facilitar a remoção da cera derretida nos candelabros, aplique uma camada de óleo de coco para formar uma barreira e evitar que a cera grude.

Evitar a ferrugem em tampas

Para evitar que as tampas dos potes enferrujem, aplique uma camada de óleo de coco para criar uma barreira protetora.

Desobstruir o bocal do pulverizador

Aplique o óleo de coco no bocal, deixe agir por 5 minutos e limpe com um pano.

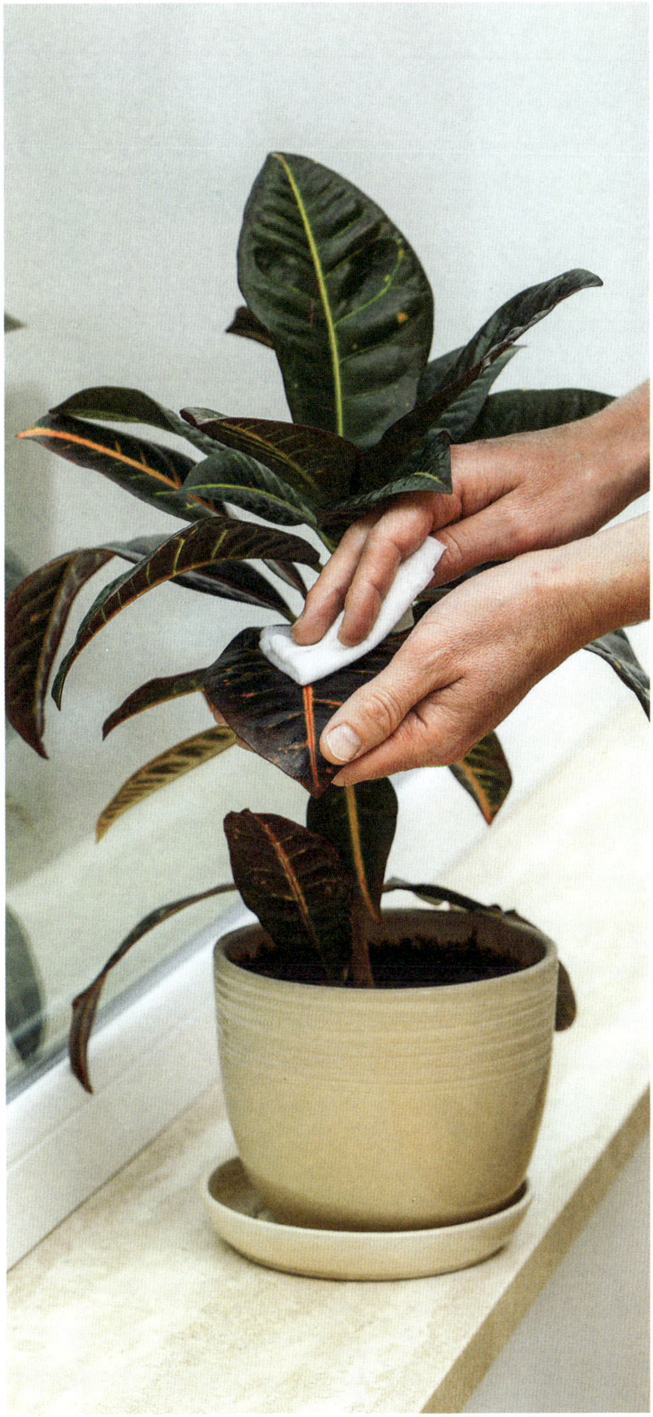

Limpeza

O óleo de coco é uma boa aquisição para sua despensa. Experimente estes preparados para uma limpeza eficaz, natural e livre de toxinas.

Limpador multiuso spray

475 ml de água fervida e resfriada
1 colher (sopa) de sabão de Castela líquido
1 colher (sopa) de óleo de coco fracionado
Óleos essenciais (consulte os aromas)

Misture a água fervida, o sabão de Castela, o óleo de coco e o óleo essencial escolhido, em um frasco borrifador. Agite antes de usar.

Aromas

Cítrico: 5-10 gotas de óleo essencial de limão--siciliano e 5-10 gotas de óleo essencial de melaleuca.

Lavanda: 5-10 gotas de óleo essencial de lavanda e 5-10 gotas de óleo essencial de melaleuca.

Limpeza de pincéis de maquiagem

60 g de óleo de coco
10 gotas de óleo essencial de melaleuca
Sabão de Castela

Amoleça o óleo de coco em um local quente e misture com o óleo essencial de melaleuca.

Massageie as cerdas do pincel/escova para soltar os resíduos e outros óleos. Lave em água quente, com 1-2 gotas de sabão de Castela para remover o óleo restante. Deixe secar sobre uma superfície plana.

Removedor de resíduos de sabão

Aplique o óleo puro com uma escova para remover facilmente os resíduos de espuma de sabão da banheira ou da pia.

Removedor de manchas

1 colher (sopa) de óleo de coco
1 colher (sopa) de bicarbonato de sódio

Misture o óleo de coco e o bicarbonato (se necessário, amoleça o óleo de coco) e esfregue na área manchada com uma escova pequena (escova de dentes usada).

Lave a roupa normalmente ou use antes um pouco de sabão de Castela para remover o excesso de óleo.

Limpeza de escovas

O óleo de coco é bom para limpar escovas que foram usadas com produtos oleosos, porque, o óleo de coco, que é puro, consegue dissolver os óleos "sujos" nas escovas.

Limpeza de pincéis

Use o óleo de coco puro para remover tintas à base de óleo e tintas laváveis dos pincéis.
Depois que o óleo de coco soltar a tinta, lave em água quente, com uma gota de sabão de Castela, e, em seguida, enxague com vinagre branco.

Limpeza da dentadura

2 colheres (sopa) de óleo de coco
2 colheres (sopa) de bicarbonato de sódio
5 gotas de óleo essencial de hortelã-pimenta

Misture o óleo de coco, o bicarbonato e o óleo de hortelã-pimenta até obter uma pasta espessa (se necessário, amoleça o óleo de coco).

Use uma escova de dentes para escovar a dentadura com a pasta. Enxague com água quente.

Detergente líquido para roupas

5 litros de água
175 g de bórax
175 g de carbonato de sódio
175 g de sabão de Castela
15 gotas de óleo essencial de lavanda
60 g de óleo de coco

Ferva 1,5 litro de água em uma panela grande. Deixe esfriar por 2-3 minutos e adicione o bórax e o carbonato de sódio. Misture para dissolver.

Em um balde grande, misture a água restante com o sabão de Castela. Acrescente o óleo essencial de lavanda.

Junte o óleo de coco com a mistura de bórax quente e despeje imediatamente no balde para combinar com a água com sabão de Castela.

Despeje a mistura em um recipiente grande e deixe descansar por 24-36 horas, ou até a mistura se tornar um gel.

Os componentes do detergente podem se separar; se isso acontecer, misture bem. Use 50-75 ml para cada lavagem de roupas.

Dicas e ideias

O bórax é um mineral natural, disponível em lojas atacadistas e on-line.

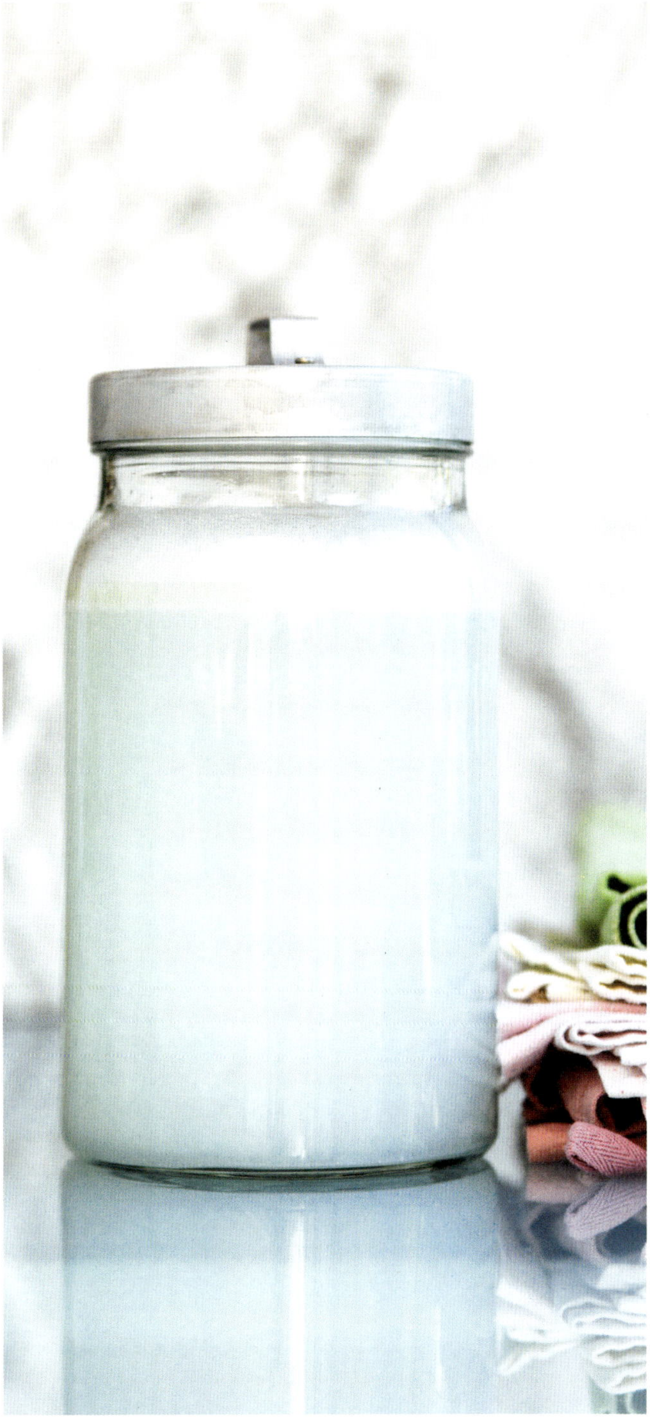

Cozinha

A cozinha precisa de vários tipos de produtos para limpar as diferentes superfícies e equipamentos. Mas isso pode mudar: com apenas um frasco de óleo de coco à mão, você poderá limpar toda a cozinha.

Amaciante para tábuas de cozinha

Use o óleo de coco para amaciar a tábua de cozinha de madeira. Aplique o óleo sobre a tábua com um pedaço de papel-toalha e esfregue na direção dos veios.

Manchas em recipientes de plástico

Aplique uma camada fina de óleo de coco nos recipientes de plástico para agir como uma barreira entre o plástico e o alimento, evitando manchas.

Conservação de ovos

Conserve os ovos frescos com apenas uma camada de óleo de coco. Aplique uma camada do óleo na casca do ovo para criar um filme protetor e reduzir o contato do ar com a superfície porosa.

Limpeza da assadeira

Se você encontrar alimentos grudados no fundo da assadeira, use um pouquinho de óleo de coco para amolecer os resíduos. Aplique o óleo e deixe agir por alguns minutospara removê-los facilmente.

Evitar a queimadura de frio em congelados

Adicione uma camada de óleo de coco sobre os alimentos congelados para evitar a queimadura de frio. O óleo de coco cria uma cobertura protetora, que evita o contato do ar congelado com o alimento. Experimente amolecer o óleo antes de despejá-lo sobre os molhos previamente congelados. A camada solidifica instantaneamente e pode ser removida inteira, antes do descongelamento.

Temperar o ferro fundido

Use o óleo de coco para temperar sua panela de ferro. Ela ficará livre de ferrugem e funcionará perfeitamente.

Primeiro, limpe a panela com água quente e sabão. Geralmente, não usamos água e sabão em panelas de ferro, mas isso é permitido antes de temperar.

Seque bem antes de aplicar uma camada fina de óleo de coco, dentro e fora da panela.

Preaqueça o forno a 165 °C. Coloque a panela de cabeça para baixo sobre a grade do forno com uma folha de papel-alumínio por baixo para recolher o líquido.

Coloque no forno por 1 hora, desligue e deixe a panela dentro até esfriar completamente.

Jardim e carro

Não é apenas dentro de casa que o óleo de coco é indispensável – no jardim você também descobrirá muitos usos para ele: da limpeza da churrasqueira, até a proteção de ferramentas de jardinagem.

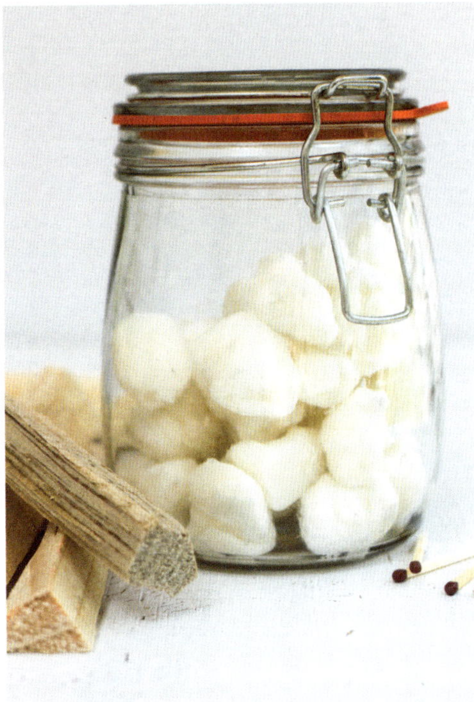

Acendedores

Use o óleo de coco para fazer acendedores: embeba bolas de algodão no óleo de coco derretido e guarde em vidros. Quando precisar, use uma das bolas para ajudar a acender o fogo.

Limpeza de grelha

Use o óleo de coco para remover resíduos de alimentos queimados ou para criar uma camada de óleo na base da grelha antes de usá-la. Isto facilita a retirada do alimento, da gordura e dos resíduos depois do uso.

Proteção para ferramentas de jardim

Proteja as ferramentas de jardim com uma camada fina de óleo de coco para evitar a ferrugem.

Manutenção do cortador de grama

Crie uma camada de óleo de coco dentro do coletor do cortador de grama, evitando assim que a grama fique grudada no seu interior. A camada de óleo facilita o deslizamento da grama cortada.

Proteção para pá de neve

Espalhe uma camada fina de óleo de coco na pá antes de remover a neve – a neve irá deslizar facilmente.

Lubrificação da corrente de bicicleta

Use o óleo de coco como lubrificante na corrente da bicicleta para evitar o travamento. Apenas espalhe o óleo quando necessário.

Lubrificação do motor e das partes móveis

Use o óleo de coco como lubrificante de motor e de outras partes móveis do carro.

Polimento do painel

Faça o polimento do painel com óleo de coco para evitar o acúmulo de poeira.

Crianças

Se você não confia nos potentes tratamentos contra piolhos disponíveis no mercado, experimente o óleo de coco, que é natural e oferece os mesmos resultados. Que tal deixar o pequeno brincar com a massa de modelar feita de coco enquanto você trata o cabelo?

Tratamento contra piolhos

Os piolhos não são fãs do óleo de coco. A textura do óleo sufoca e remove os piolhos e os ovos, por isso é o antídoto perfeito e natural para eliminar os insetos.

Derreta entre 100 e 220 ml de óleo de coco (dependendo do comprimento do cabelo) em banho-maria.

Aplique o óleo morno no couro cabeludo e em todo o comprimento dos fios. Cubra o cabelo com uma touca de banho e deixe agir por 2-4 horas.

Para finalizar, lave o cabelo com 125 ml de vinagre de maçã misturado com 125 ml de água.
Não enxague, porque o cheiro do vinagre diminui quando o cabelo secar! Ele também dá um brilho bonito aos fios.

Repita o processo até eliminar todos os piolhos.

Massa para modelar

A massa para modelar geralmente tem uma série de substâncias químicas em sua composição. Esta versão caseira inclui o óleo de coco, além de outros ingredientes naturais e não tóxicos, para uma brincadeira divertida e segura.

125 g de farinha de trigo
2 colheres (sopa) de óleo de coco fracionado
150 g de sal
2 colheres (sopa) de cremor de tártaro
350 ml de água

Misture a farinha, o óleo de coco, o sal e o cremor de tártaro em uma tigela grande.

Ferva a água e adicione os óleos essenciais e o corante (veja as variações). Coloque a água na tigela, mexendo sempre, até obter uma bola de massa.

Deixe esfriar e sove vigorosamente até a massa não grudar mais.

Caso isso não aconteça depois de alguns minutos de sova, adicione um pouco mais de farinha.

Variações

Cor: adicione gotas de corante alimentar à água antes de misturar. Para os tons naturais, adicione 1 colher (sopa) de cúrcuma, para amarelo; suco de beterraba, para rosa; e chá verde em pó, para verde.

Brilho: adicione 2-4 colheres (sopa) de glitter à farinha de trigo no início da receita. Se desejar, combine com a variação de cores acima.

Cheiro: para aromatizar a massa de modelar, adicione 5-10 gotas de um óleo essencial, como o de hortelã ou de limão-siciliano.

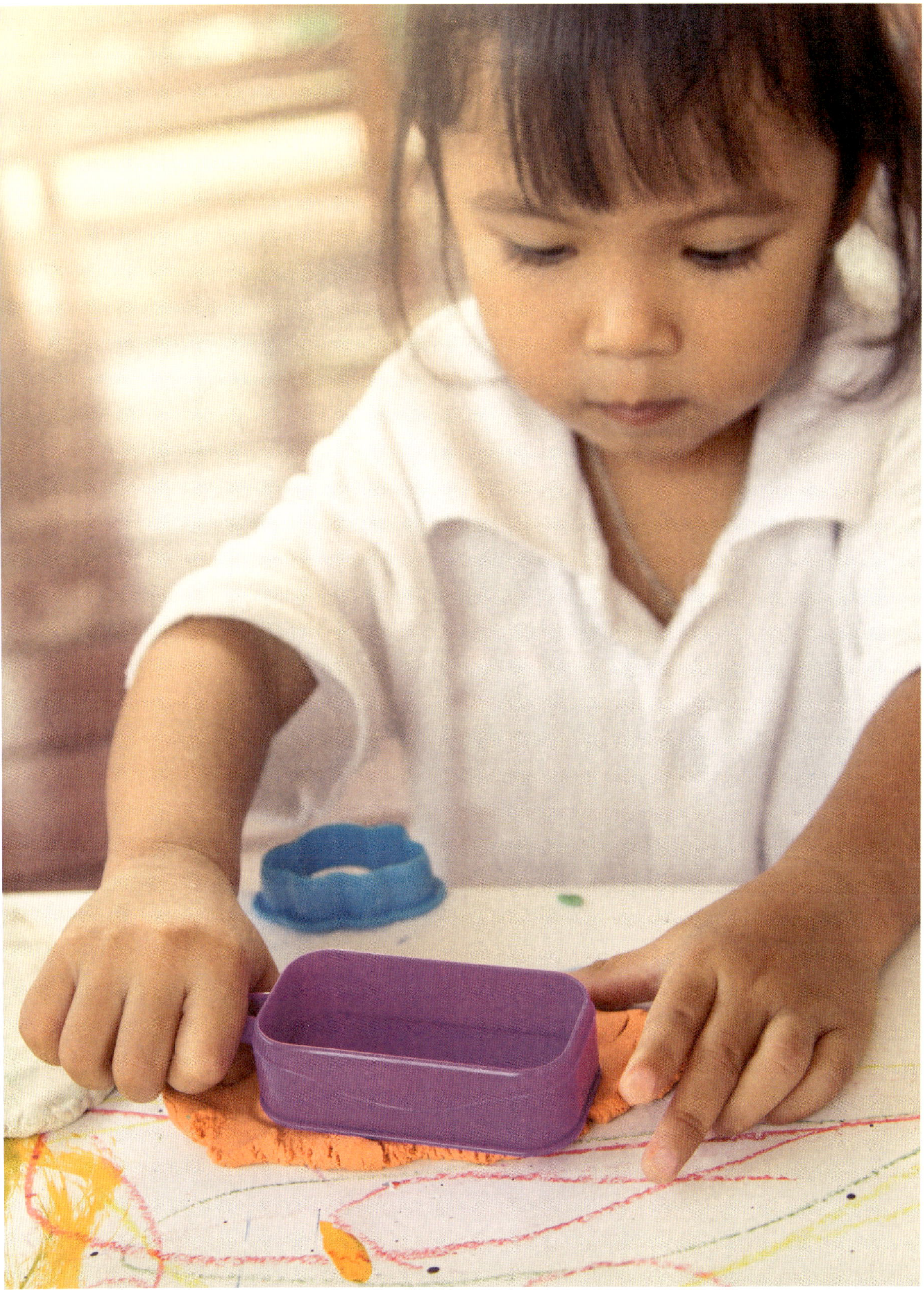

Pets

O óleo de coco traz muitos benefícios para a saúde do seu animal de estimação. Veja as várias maneiras de usá-lo para manter os animais saudáveis e alegres.

Óleo para cavalos

O óleo de coco é um amaciante excelente para os cascos dos cavalos, mantendo-os hidratados e brilhantes.

Limpeza de orelhas

Use o óleo de coco para uma limpeza de orelhas suave e natural. Coloque uma quantidade pequena de óleo em um pano macio e limpe o pavilhão externo da orelha.

Óleo para nariz

Deixe o nariz do animal hidratado com o óleo de coco, evitando ressecamento e rachaduras. Aplique uma camada fina de óleo e repita se necessário.

Tratamento de vermes

O uso interno do óleo de coco é um tratamento eficaz para expelir vermes do corpo do animal. Dê uma colherada de óleo de coco puro por dia até eliminar todos os parasitas.

Xampu para cães

250 ml de água
250 ml de sabão de Castela líquido
60 g de óleo de coco fracionado
5 gotas de óleo essencial de limão-siciliano

Misture os ingredientes em um vidro grande, com fechamento hermético. Conserve em um local fresco.

Agite bem antes de usar.

Petisco com levedura de cerveja

A levedura de cerveja é uma forma inativa de levedura usada como suplemento dietético, devido ao alto teor de vitaminas B. É conhecida por inibir pulgas em animais, pois seu alto teor de enxofre torna os cães menos atraentes para estas pragas.

225 g de óleo de coco
60 g de levedura de cerveja

Derreta o óleo de coco em banho-maria e despeje no processador ou liquidificador, junto com a levedura de cerveja.

Bata e despeje a mistura em um molde de silicone.

Deixe endurecer na geladeira, tire do molde e conserve em um recipiente hermético.

Ofereça um petisco por dia ao seu animal para mantê-lo livre de pulgas.

Petisco de pasta de amendoim

100 ml de óleo de coco
125 g de pasta de amendoim (sem açúcar)

Derreta o óleo de coco em banho-maria e misture com a pasta de amendoim até incorporar.

Despeje a mistura em moldes de silicone e leve à geladeira para endurecer.

Conserve na geladeira e ofereça ao seu animal quando necessário.

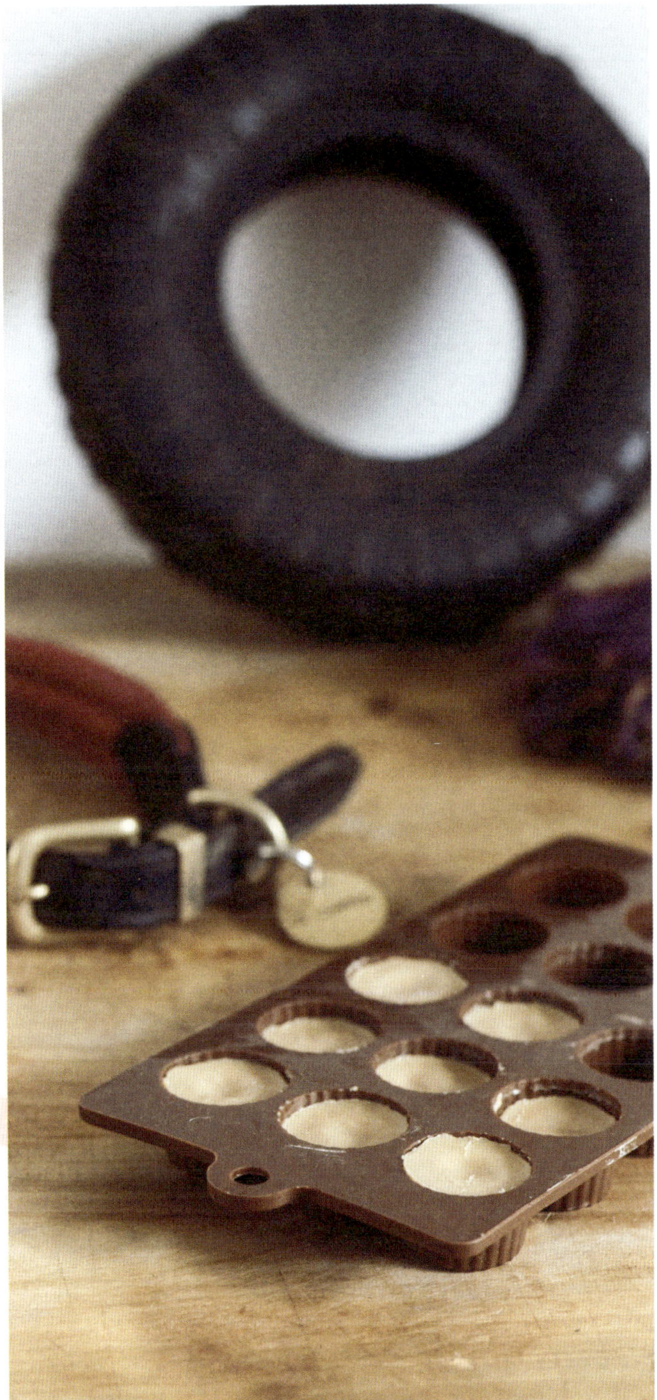

Dicas e ideias

O óleo de coco pode manter a maciez e o brilho da pele e da pelagem do cão, especialmente como ingrediente de um petisco de pasta de amendoim.

Beleza

ASSIM COMO É importante estar ciente dos produtos que ingerimos, também devemos cuidar do que colocamos na pele. Adotamos uma dieta mais saudável, portanto também temos que seguir uma rotina de beleza mais saudável, e não existe ingrediente melhor do que o óleo de coco para nos ajudar.

Ao ser aplicado na pele, o óleo de coco hidrata e é facilmente absorvido, além de oferecer benefícios antibacterianos e antifúngicos. O conteúdo antioxidante ajuda a proteger a pele dos radicais livres, que provocam danos e envelhecimento.

Ele é excelente para a limpeza da pele, pois dissolve os produtos baseados em água e óleo, como a maquiagem. Por suas propriedades hidratantes, além da pele, ele também pode ser usado no cabelo, unhas e lábios.

Antigamente se pensava que o uso de óleos deixaria a pele ainda mais oleosa, mas acontece exatamente o oposto. Na verdade, o uso de óleos naturais reduz a oleosidade e o ressecamento se aplicado corretamente. Outra propriedade do óleo de coco é sua capacidade de formar um filme ou barreira protetora sobre a pele, perfeito para bloquear a umidade.

Como ingrediente nas fórmulas, ele é a base e o veículo ideal e perfeito para barras, loções, cremes e sabonetes, porque não fica rançoso. Enquanto a maioria dos produtos de beleza disponíveis no mercado contém substâncias químicas, o óleo de coco oferece uma alternativa natural, livre destas substâncias, com grande variedade de aplicações.

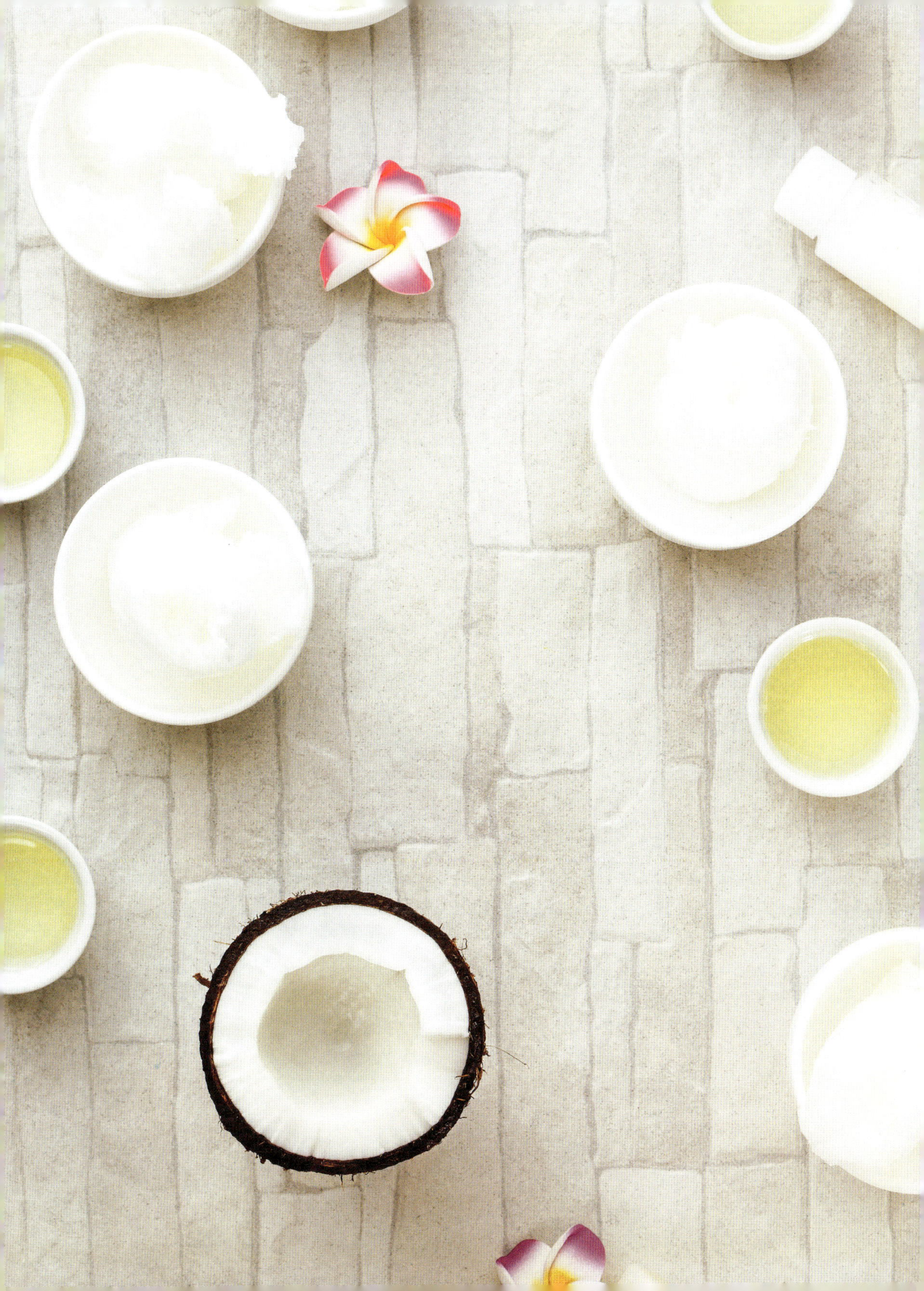

Creme de limpeza e removedor de maquiagem

Se você quer usar o óleo de coco para a limpeza diária da pele, experimente uma das seguintes fórmulas para os tipos diferentes de pele – seca, oleosa ou mista.

Óleos essenciais

Muitas destas receitas usam óleos essenciais comuns. As medidas são diferentes, pois há variação da intensidade do perfume nas diferentes marcas. Sinta o aroma e experimente o produto na sua pele durante o preparo. Os óleos essenciais podem ser muito fortes e não devem ser utilizados diretamente sobre a pele – o óleo de coco é um excelente veículo para diluí-los.

Se o óleo essencial de rosas é indicado como ingrediente, observe que o óleo essencial absoluto de rosas é mais intenso do que o óleo de fragrância de rosas por serem extraídos de maneiras diversas.

Limpeza básica

Use 1 colher (chá) de óleo de coco puro para limpar o rosto. Passe com um pedaço ou disco de algodão.

Limpeza com mix de óleos

Para limpar a pele usando as combinações apresentadas a seguir, misture os óleos nas mãos até o óleo de coco ficar macio e massageie o rosto e o pescoço.

Mergulhe uma toalha de rosto na água morna, torça e passe na pele para remover o excesso de óleo e a maquiagem.

Combinações

Azeite de oliva (pele seca): misture ½ colher (chá) de azeite com ½ colher (chá) de óleo de coco.

Jojoba (anti-inflamatório): misture ½ colher (chá) de óleo de jojoba com ½ colher (chá) de óleo de coco.

Melaleuca (pele oleosa): adicione 1-2 gotas de óleo essencial de melaleuca com 1 colher (chá) de óleo de coco.

Abacate (nutritivo): misture ½ colher (chá) de óleo de abacate com ½ colher (chá) de óleo de coco

Avelãs (pele oleosa): misture ½ colher (chá) de óleo de avelã com 1 colher (chá) de óleo de coco.

Removedor de maquiagem

Uma das maneiras mais fáceis de usar o óleo de coco na sua rotina de beleza é como removedor de maquiagem. Ele é excelente na limpeza, porque dilui os outros óleos, assim como os produtos com base em água, e ajuda a removê-los da pele.

Esfregue com as mãos ½ colher (sopa) de óleo de coco até derreter. Massageie o óleo no rosto e no pescoço por 1-2 minutos.

Mergulhe uma toalha de rosto na água quente, torça e passe na pele para remover o excesso de óleo.

Removedor de maquiagem para os olhos

Coloque ¼ de colher (chá) de óleo de coco em um disco de algodão. Passe o disco na pálpebra, para amolecer a maquiagem. Mergulhe um disco de algodão na água quente e use para remover o excesso de óleo e a maquiagem.
Repita no outro olho.

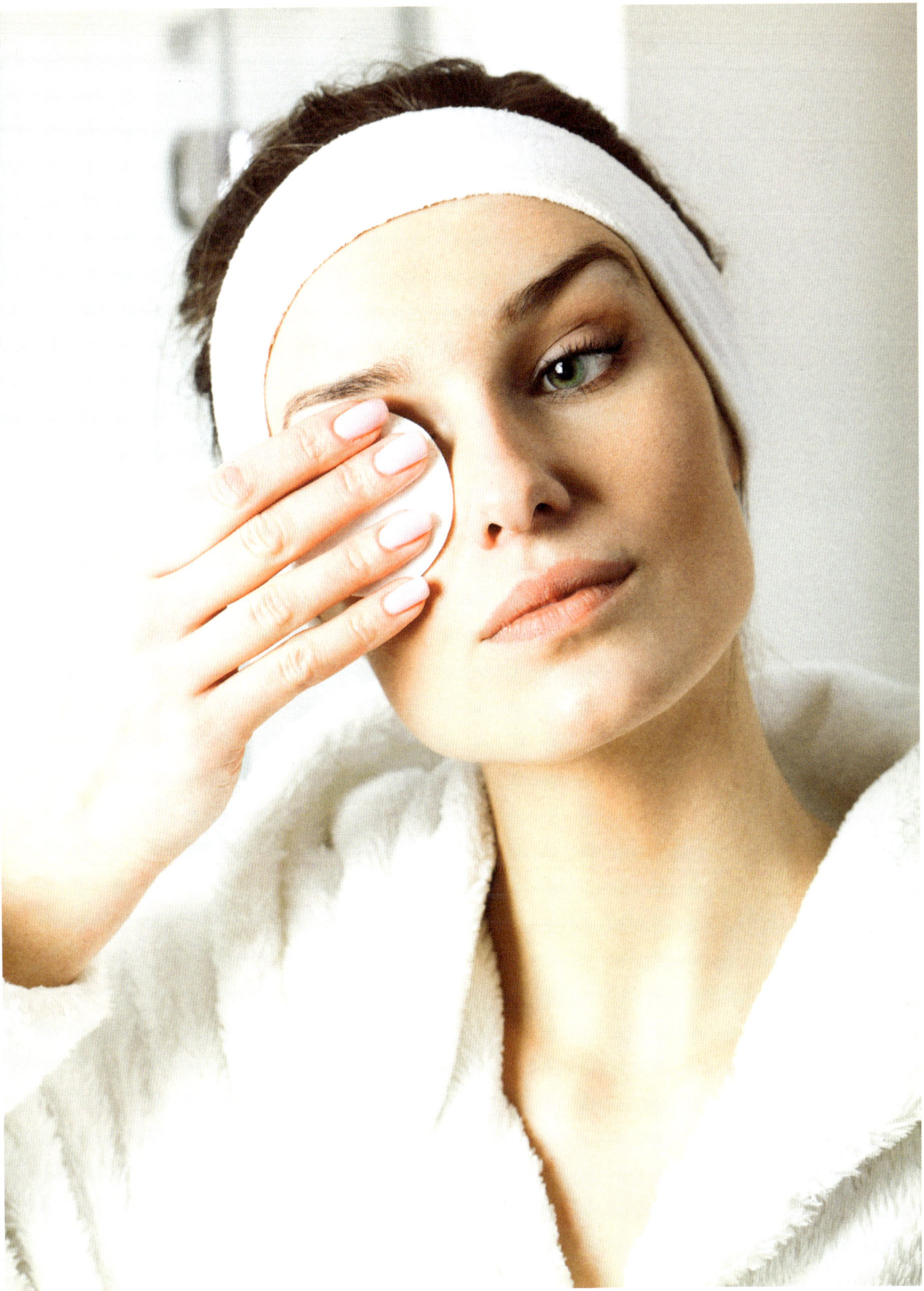

Máscaras faciais

Às vezes a pele precisa de uma atenção especial, e as máscaras faciais oferecem uma nutrição intensiva. Estas máscaras, que incluem o óleo de coco e outros ingredientes, são ótimas para tratamentos esfoliantes, hidratantes, nutritivos e energizantes.

Máscara nutritiva e clareadora de mel

1 colher (chá) de mel
1 colher (chá) de óleo de coco

Misture os ingredientes em uma tigela pequena e aplique diretamente na pele limpa, evitando as áreas sensíveis, como os olhos.

Deixe agir por 10-15 minutos e retire com uma toalha macia embebida em água quente.

Máscara hidratante de abacate

½ abacate maduro
1 colher (sopa) de óleo de coco

Amasse o abacate com o óleo de coco até a mistura ficar homogênea (amoleça o óleo em um local quente se necessário).

Aplique a máscara imediatamente no rosto – evite as áreas sensíveis, como os olhos – e deixe agir por 10-15 minutos.

Remova com discos de algodão e finalize retirando quaisquer resíduos com uma toalha de rosto embebida em água quente.

Máscara esfoliante de aveia

½ colher (sopa) de aveia em flocos finos
1 colher (sopa) de óleo de coco

Misture a aveia com o óleo de coco (amoleça o óleo de coco em um local quente se necessário).

Aplique no rosto, evitando as áreas sensíveis, como os olhos, e deixe agir por 5-10 minutos.

Comece a massagear a máscara suavemente sobre a pele, obtendo uma leve sensação esfoliante. Retire com um disco de algodão e remova quaisquer resíduos com uma toalha de rosto embebida em água quente.

Máscara energizante de chá verde matcha

1 colher (chá) de chá verde matcha em pó
½ colher de óleo de coco

Misture os ingredientes até formar uma pasta. Espalhe sobre a pele e deixe agir por 5-10 minutos (se surgirem sinais de irritação, retire a máscara).

Remova com uma toalha de rosto embebida em água quente.

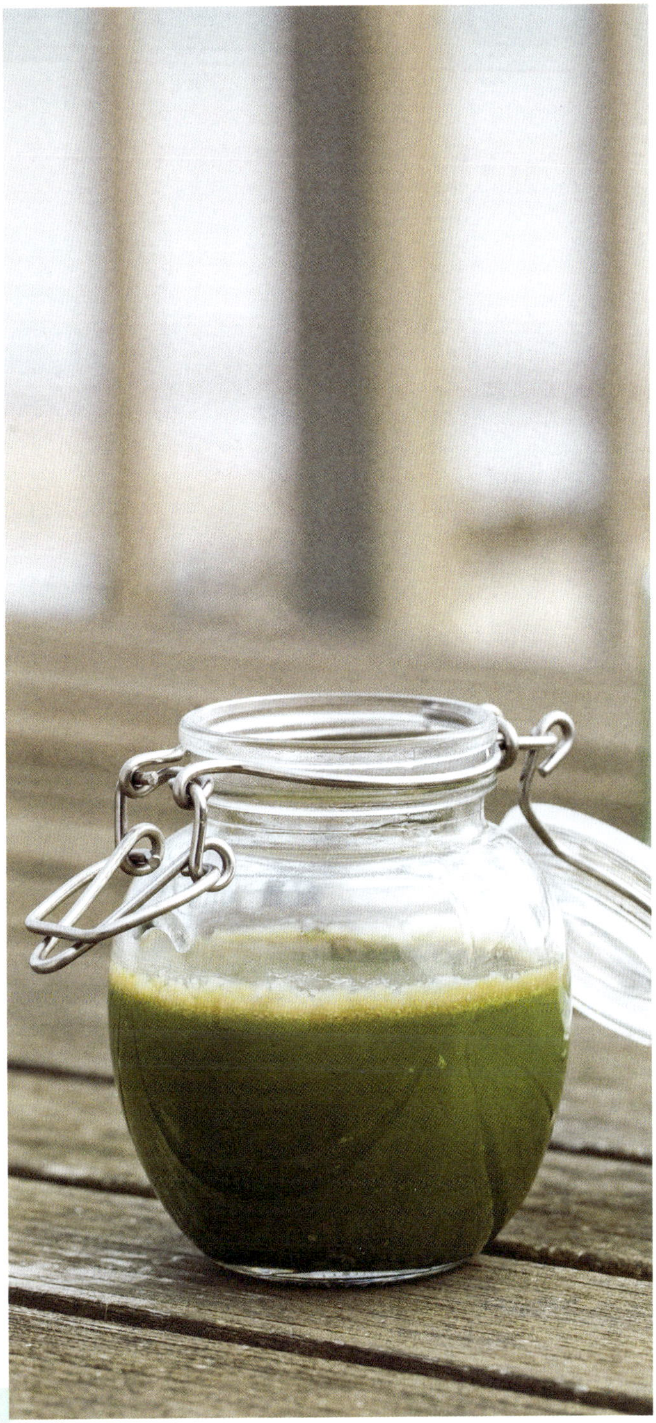

Dicas e ideias

O chá verde matcha é outro ingrediente moderno milagroso. Ele é feito de folhas de chá verde trituradas, ricas em antioxidantes, além de uma pequena quantidade de cafeína. A cafeína traz benefícios para a pele, como a reparação de danos e estímulo à circulação, o que torna esta máscara especialmente energizante.

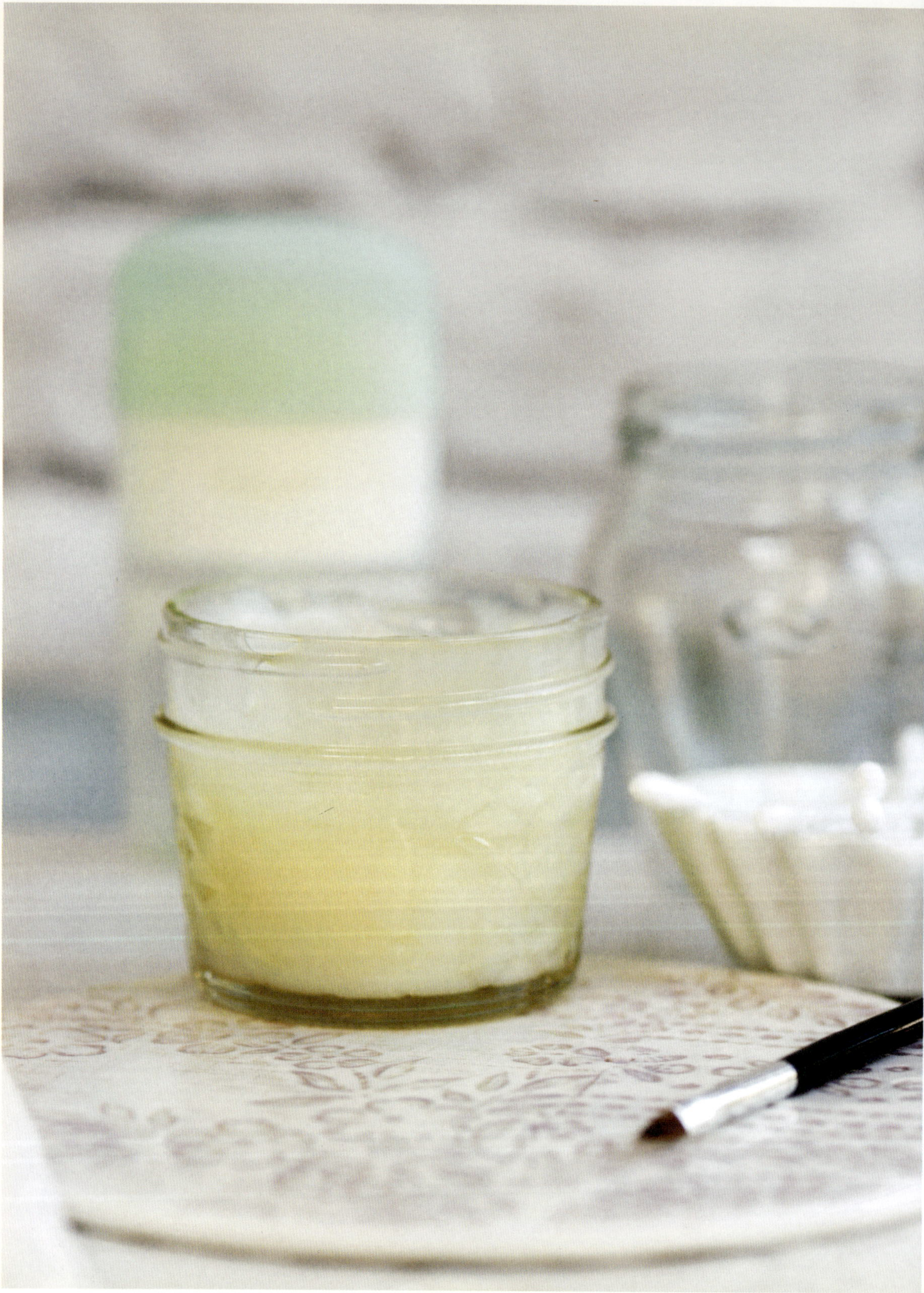

Cremes e óleos faciais

O óleo de coco é um hidratante incrível para a pele.
Ele tem um FPS 4 natural, é rico em antioxidantes para a proteção da pele e suas propriedades antibacterianas ajudam a evitar erupções.
A combinação com determinados óleos essenciais produz um creme macio, perfeito para a rotina de beleza diária.

Hidratante facial

150 g de óleo de coco
1-2 cápsulas de óleo de vitamina E
125 g de aloe vera

Derreta o óleo de coco em banho-maria.
Esvazie o conteúdo das cápsulas de vitamina E no óleo de coco e adicione os óleos essenciais escolhidos (abaixo) e a aloe vera.

Use um mixer e bata a mistura até ficar cremosa.

Conserve em um pote pequeno por até 3 meses.

Variações

Anti-idade: adicione 10-20 gotas de óleo essencial de olíbano.

Pele oleosa: adicione 10-20 gotas de óleo essencial de melaleuca.

Pele seca: adicione 10-20 gotas de óleo essencial de rosas.

Sérum anti-idade

60 g de óleo de coco
5-10 gotas de óleo essencial de olíbano
5-10 gotas de óleo essencial de rosas

Derreta o óleo de coco em banho-maria e adicione os óleos essenciais. Misture cuidadosamente para incorporar.

Despeje o óleo em um pote pequeno e deixe em um local fresco para endurecer.

Para aplicar, pegue um pouco de sérum com a ponta dos dedos e dissolva entre as mãos antes de massagear o rosto e o pescoço.

Barba

O óleo de coco oferece a combinação perfeita de hidratação e lubrificação para o barbear. Além de puro, ele pode ser combinado com outros ingredientes para criar um creme de barbear rico e espesso.

Óleo de barbear

O óleo de coco pode ser usado como um óleo de barbear suave. Simplesmente dissolva o óleo de coco entre as mãos e aplique uma camada na pele antes de fazer a barba. Repita se necessário.

Creme de barbear básico

100 g de óleo de coco
60 g de manteiga de karité
60 g de azeite

Derreta o óleo de coco e a manteiga de karité em banho-maria. Misture o óleo e a manteiga derretidos com o azeite.

Deixe na geladeira até a mistura deixar de ser líquida e ficar mais sólida, com uma consistência cremosa.

Bata a mistura com uma batedeira manual ou mixer até formar picos firmes.

Transfira para um pote hermético e conserve em um local fresco.

Variações

Cítrico/almíscar: adicione aos poucos 10-20 gotas de cada óleo essencial de eucalipto e de capim-limão enquanto bate o creme, e vá experimentando a intensidade do perfume.

Floral: adicione aos poucos 10-20 gotas de óleo essencial de lavanda e de rosas enquanto bate o creme, e vá experimentando a intensidade do perfume.

Bálsamo para barba

Aplique o bálsamo para manter a barba brilhante, hidratada e limpa. O óleo de coco é a base desta loção levemente perfumada.

Bálsamo de cedro para barba

60 g de óleo de coco
2 colheres (sopa) de cera de abelha
5-10 gotas de óleo essencial de cedro

Derreta o óleo de coco e a cera de abelha em banho-maria. Adicione o óleo essencial e despeje em um pote. Deixe endurecer.

Aplique o bálsamo e conserve em um local fresco.

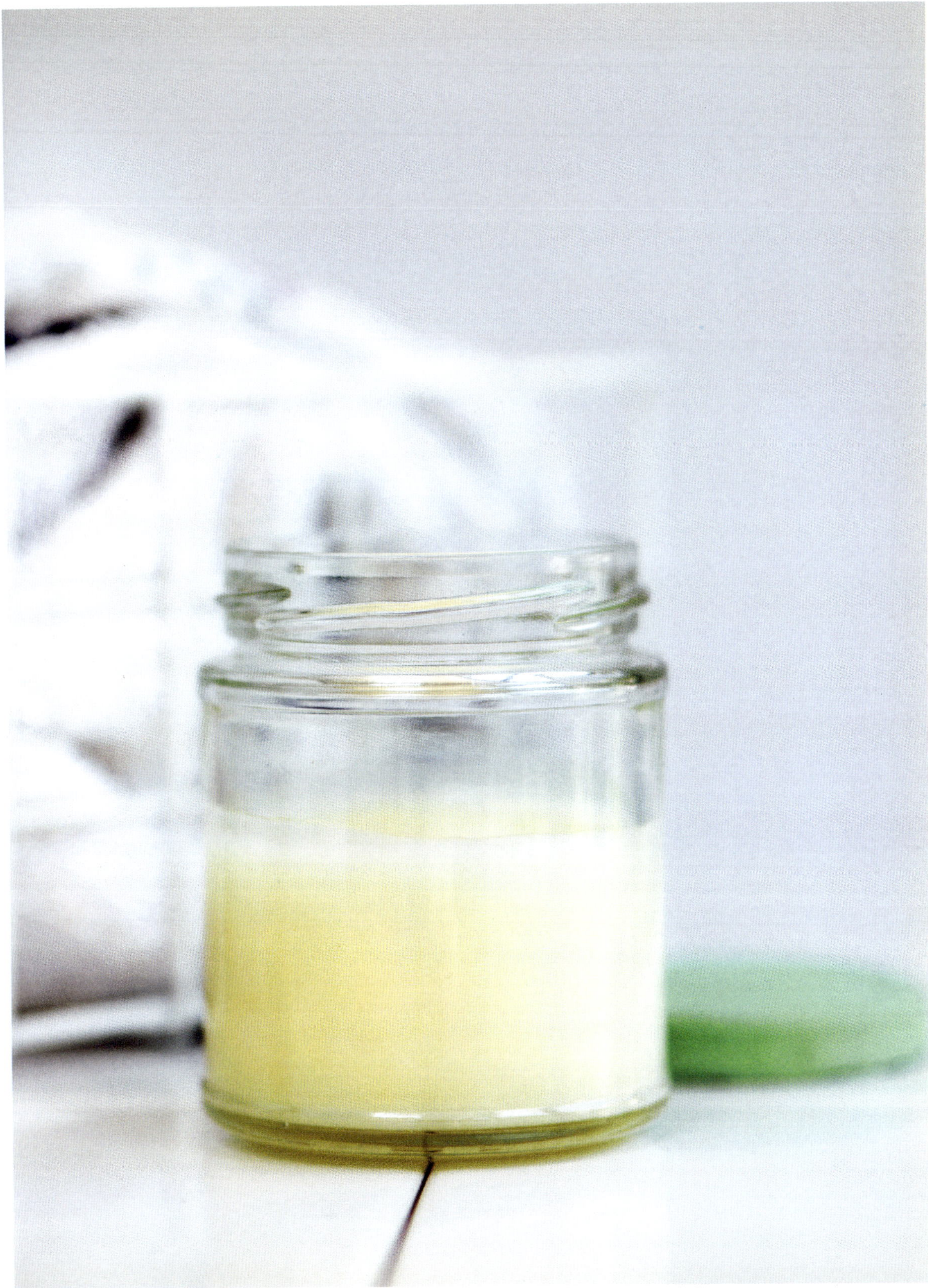

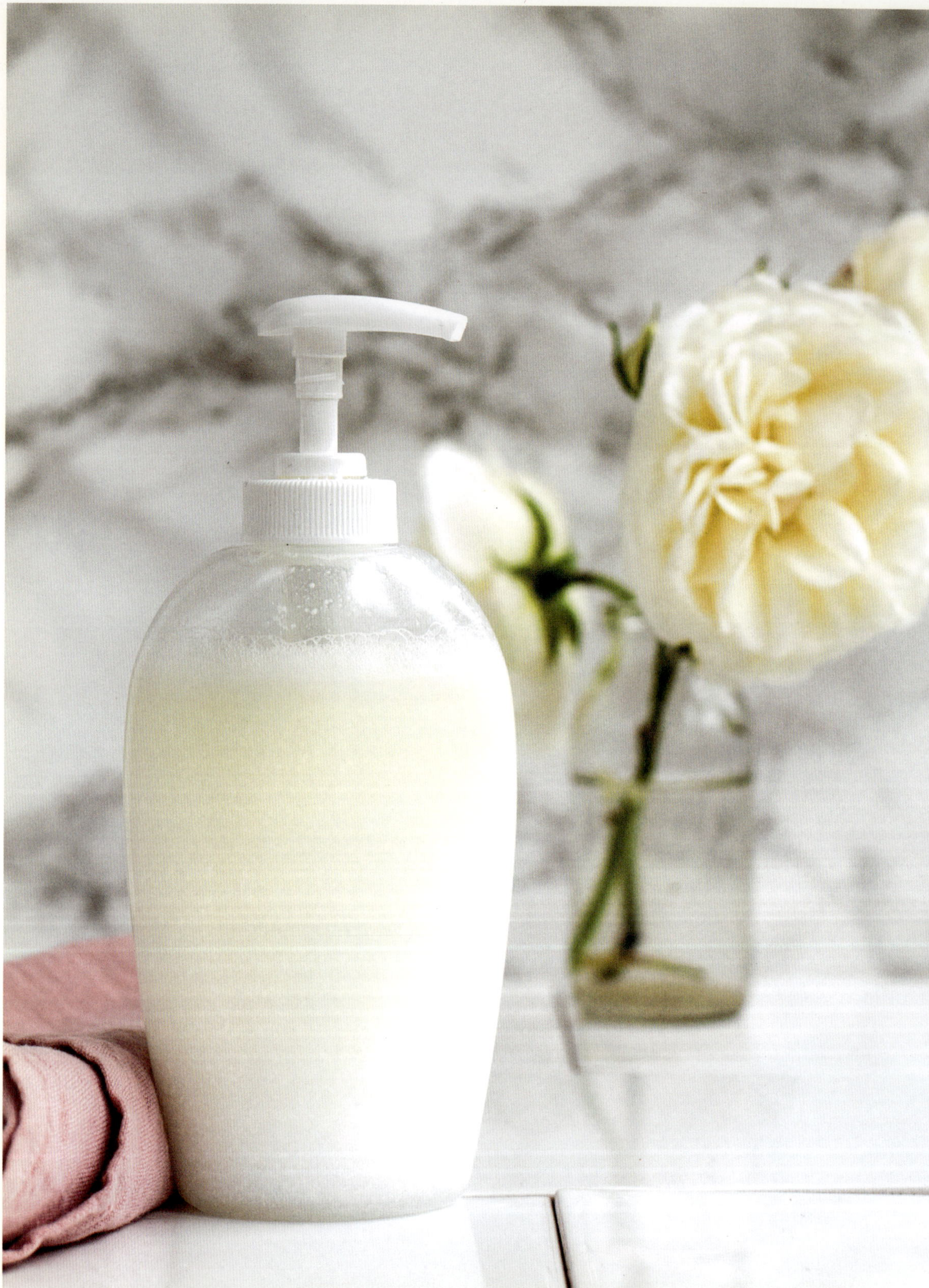

Sabonetes e esfoliantes

Mantenha as mãos limpas e hidratadas com este sabonete líquido, isento de ingredientes tóxicos e com um perfume incrível. A textura do óleo de coco funciona bem como base do esfoliante, além de hidratar. Aqui mostramos várias maneiras de usar o óleo de coco em esfoliantes corporais.

Sabonete para as mãos

2 colheres (sopa) de sabão de Castela líquido
1 colher (chá) de óleo de coco fracionado
4 gotas de óleo essencial de limão-siciliano
4 gotas de óleo essencial de laranja

Coloque o sabão de Castela, o óleo de coco e os óleos essenciais em um frasco espumador.

Complete o frasco com água fervida e resfriada. Agite antes de usar.

Óleo para cutícula

O óleo de coco é um tratamento fantástico para a cutícula. Aplique o óleo na cutícula e massageie, empurrando delicadamente a pele.

Esfoliante de café

75 g de óleo de coco
100-150 g de borra de café
5-10 gotas de óleo de baunilha (opcional)

Derreta o óleo de coco em banho-maria e misture com a borra de café e o óleo de baunilha (se utilizar).

Transfira para um pote hermético e deixe descansar por pelo menos 3 horas, para a cafeína infundir o óleo. Antes de usar, aqueça o esfoliante até ficar líquido.

O esfoliante restante pode ser conservado em um local frio e escuro por 1 semana.

Sabonete corporal básico

125 ml de sabão de Castela líquido
2 colheres (sopa) de óleo de coco fracionado
1 colher (sopa) de óleo de jojoba
2 cápsulas de óleo de vitamina E

Misture todos os ingredientes em um frasco ou vidro. Agite bem antes de usar.

Variações

Cítrico: adicione 10-20 gotas de óleo essencial de limão-siciliano e 10-20 gotas de óleo essencial de laranja.

Rosas: adicione 20-40 gotas de óleo essencial de rosas.

Menta: adicione 5-10 gotas de óleo essencial de eucalipto e 10-20 gotas de óleo essencial de hortelã-pimenta.

Hidratante: substitua o óleo de jojoba por óleo de abacate.

Canela e gengibre: adicione 10-20 gotas de óleo essencial de canela e 5-10 gotas de óleo essencial de gengibre.

Você pode testar a quantidade dos óleos essenciais em seus preparados, dependendo da intensidade do perfume desejada para o sabonete.

Esfoliante corporal de limão-siciliano

75 g de óleo de coco
75-100 g de açúcar
10 gotas de óleo essencial de limão-siciliano
Suco de 1 limão-siciliano

Este esfoliante de perfume cítrico é excelente para energizar e estimular a pele.

Derreta o óleo de coco em banho-maria e misture com o açúcar, o óleo essencial e o suco de limão-siciliano.

O esfoliante pode ser usado em seguida. Se endurecer, aqueça se quiser que volte ao estado líquido.

O esfoliante restante pode ser conservado em um local fresco e escuro por 1 semana.

Esfoliante corporal de lavanda

75 g de óleo de coco
75-100 g de açúcar
2-3 colheres (sopa) de flores de lavanda secas e/ou 10 gotas de óleo essencial de lavanda

Este esfoliante de lavanda perfumado é perfeito para ser usado antes de dormir ou para relaxar.

Derreta o óleo de coco em banho-maria e misture com o açúcar e as flores de lavanda ou o óleo essencial.

Pode ser usado em seguida. Se endurecer, aqueça se quiser que volte ao estado líquido.

O esfoliante restante pode ser conservado em um local fresco e escuro por 1 semana.

Sal esfoliante corporal de rosas

75 g de óleo de coco
100-150 g de sal rosa do Himalaia fino
10-20 gotas de óleo essencial de rosas
40 g de pétalas de rosas secas (opcional)

Derreta o óleo de coco em banho-maria e misture com o sal, o óleo essencial de rosas e as pétalas de rosa secas (se utilizar).

Pode ser usado em seguida. Se endurecer, aqueça se quiser que volte ao estado líquido.

O esfoliante restante pode ser conservado em um local fresco e escuro por 1 semana.

Esfoliante corporal de limão e hortelã

75 g de óleo de coco
75-100 de açúcar
Suco de 1 limão
5-10 gotas de óleo essencial de limão
3-5 gotas de óleo essencial de hortelã-pimenta

Este esfoliante refrescante e perfumado é ideal para ser usado pela manhã para ajudar o corpo a despertar.

Derreta o óleo de coco em banho-maria e misture com o açúcar, o suco de limão e os óleos essenciais.

Pode ser usado em seguida. Se endurecer, aqueça se quiser que volte ao estado líquido.

Conserve o esfoliante restante em um local fresco e escuro por 1 semana.

Sal esfoliante para os pés

75 g de óleo de coco
75-100 de sal-gema
10-20 gotas de óleo essencial de hortelã-pimenta

A combinação de um agente esfoliante mais áspero com as propriedades amaciantes do óleo de coco é perfeita para tratar a pele ressecada dos pés.

Derreta o óleo de coco em banho-maria e misture com o sal e o óleo de hortelã-pimenta.

Pode ser usado em seguida. Se endurecer, aqueça se quiser que volte ao estado líquido.

Conserve o esfoliante restante em um local fresco e escuro por até 1 semana.

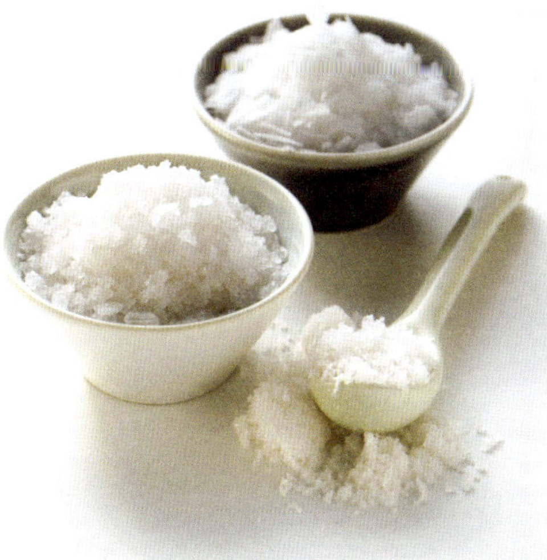

Dicas e ideias

Sal-gema é o outro nome do halite. Os grânulos grandes são perfeitos para fazer esfoliantes para os pés e outros produtos esfoliantes.

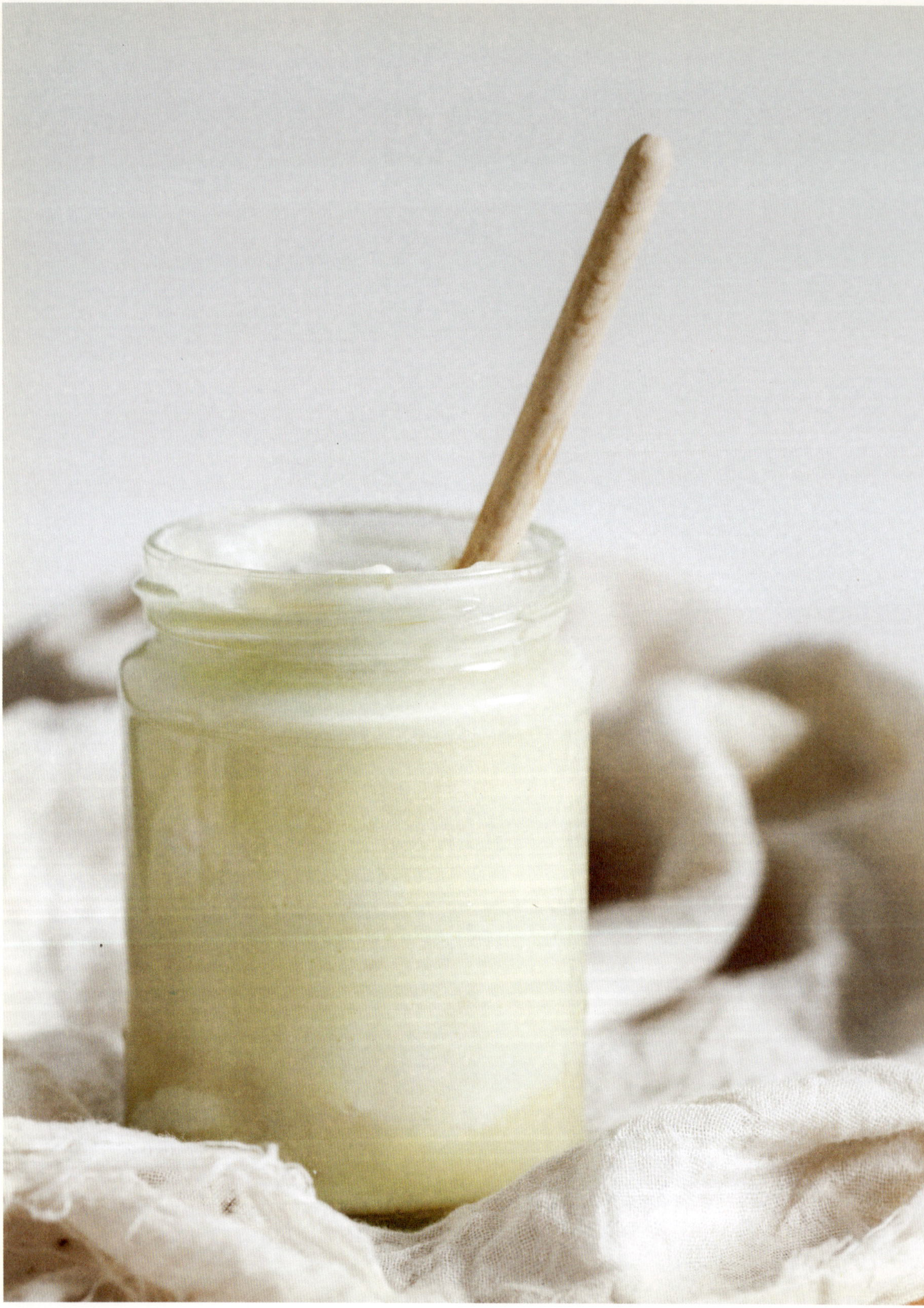

Loções e manteigas corporais

Quando o assunto é conforto, o óleo de coco é o parceiro perfeito. Sua combinação com alguns ingredientes cria uma variedade de hidratantes e produtos perfumados para a pele.

Loção corporal em barra

A loção em barra é uma boa alternativa para o creme hidratante. É um hidratante poderoso em estado sólido: dissolva a loção friccionando a barra na pele ou entre as mãos e massageie a pele.

100 g de óleo de coco
25 g de manteiga de karité
60 g de cera de abelha
40 g de óleo de amêndoas ou azeite
Óleo essencial (ver variações abaixo)

Derreta o óleo de coco, a manteiga de karité e a cera de abelha em banho-maria. Misture o óleo de amêndoas e o óleo essencial de sua escolha.

Despeje a mistura em um molde de silicone (uma forma de muffins) e deixe esfriar. Conserve em local fresco.

Manteiga corporal

Sem dúvida, esta é uma das maneiras mais maravilhosas de aplicar óleo de coco na pele, e é muito fácil de fazer. A loção tem uma textura espessa e deliciosamente cremosa, perfeita para hidratar peles secas.

225 g de óleo de coco
100 g de manteiga de cacau
Óleos essenciais (ver variações abaixo)

Derreta o óleo de coco e a manteiga de cacau em banho-maria. Despeje em uma tigela e deixe na geladeira até a mistura ficar semissólida.

Bata com uma batedeira manual ou mixer até obter uma textura espessa e cremosa. Enquanto bate, adicione os óleos essenciais.

Transfira para um pote ou frasco hermético e conserve em temperatura ambiente.

Variações

Rosas: adicione 20-30 gotas de óleo essencial de rosas.

Relaxante: adicione 10 gotas de óleo essencial de lavanda, 10 gotas de ylang ylang e 10 gotas de óleo essencial de bergamota.

Jojoba: adicione 2 colheres (sopa) de óleo de jojoba, antes de bater, para criar um consistência mais leve e macia.

Karité: substitua metade da manteiga de cacau pela mesma quantidade de manteiga de karité.

Gengibre e limão: adicione 10 gotas de óleo essencial de gengibre e 20 gotas de óleo essencial de limão

Aloe vera: adicione 125 g de gel de aloe vera, depois de bater a mistura inicial, e bata novamente. A manteiga fica mais leve.

Óleos para massagem e tratamentos de pele

O óleo de coco – extravirgem, virgem ou fracionado – é excelente para massagens, sendo também adequado para diluir óleos essenciais. Seguem duas misturas para relaxamento e energização, além de outros tratamentos para fins específicos.

Óleo para massagem relaxante

100 ml de óleo de coco (líquido fracionado ou virgem sólido)
5-10 gotas de óleo essencial de lavanda
5-10 gotas de óleo essencial de gerânio
5-10 gotas de óleo essencial de ylang ylang

Misture o óleo de coco com os óleos essenciais. Se usar o óleo de coco fracionado, transfira para uma garrafa; se usar o óleo de coco virgem, transfira para um pote.

Para usar o produto feito com óleo de coco virgem, dissolva um pouco da mistura sólida nas mãos antes de massagear.

Óleo para massagem energizante

100 ml de óleo de coco (líquido fracionado ou sólido virgem)
10 gotas de óleo essencial de limão-siciliano
5 gotas de óleo essencial de laranja
10 gotas de óleo essencial de cedro

Misture o óleo de coco com os óleos essenciais. Se usar o óleo fracionado, transfira para uma garrafa; se usar o virgem, transfira para um pote.

Para usar o produto feito com óleo de coco virgem, dissolva da mistura sólida nas mãos antes de massagear.

Clareador de manchas

1 colher (sopa) de óleo de coco
1 colher (sopa) de suco de limão-siciliano
1 cápsula de vitamina E

Amoleça o óleo de coco em um local quente e bata com o suco de limão-siciliano. Os ingredientes tendem a se separar: misture o melhor que puder.

Esvazie o conteúdo da cápsula de vitamina E e adicione-o à mistura.

Aplique sobre as manchas de idade e deixe a mistura ser absorvida. Repita conforme necessário.

Tratamento para a celulite

Este tratamento contra a celulite usa o óleo essencial de grapefruit. Seus compostos anti-inflamatórios ajudam na quebra da gordura.

100 g de óleo de coco
20 gotas de óleo essencial de grapefruit

Derreta o óleo de coco em banho-maria e adicione o óleo de grapefruit. Transfira para um pote para endurecer.

Pegue um pouco do bálsamo e aplique, massageando diretamente as áreas com celulite.

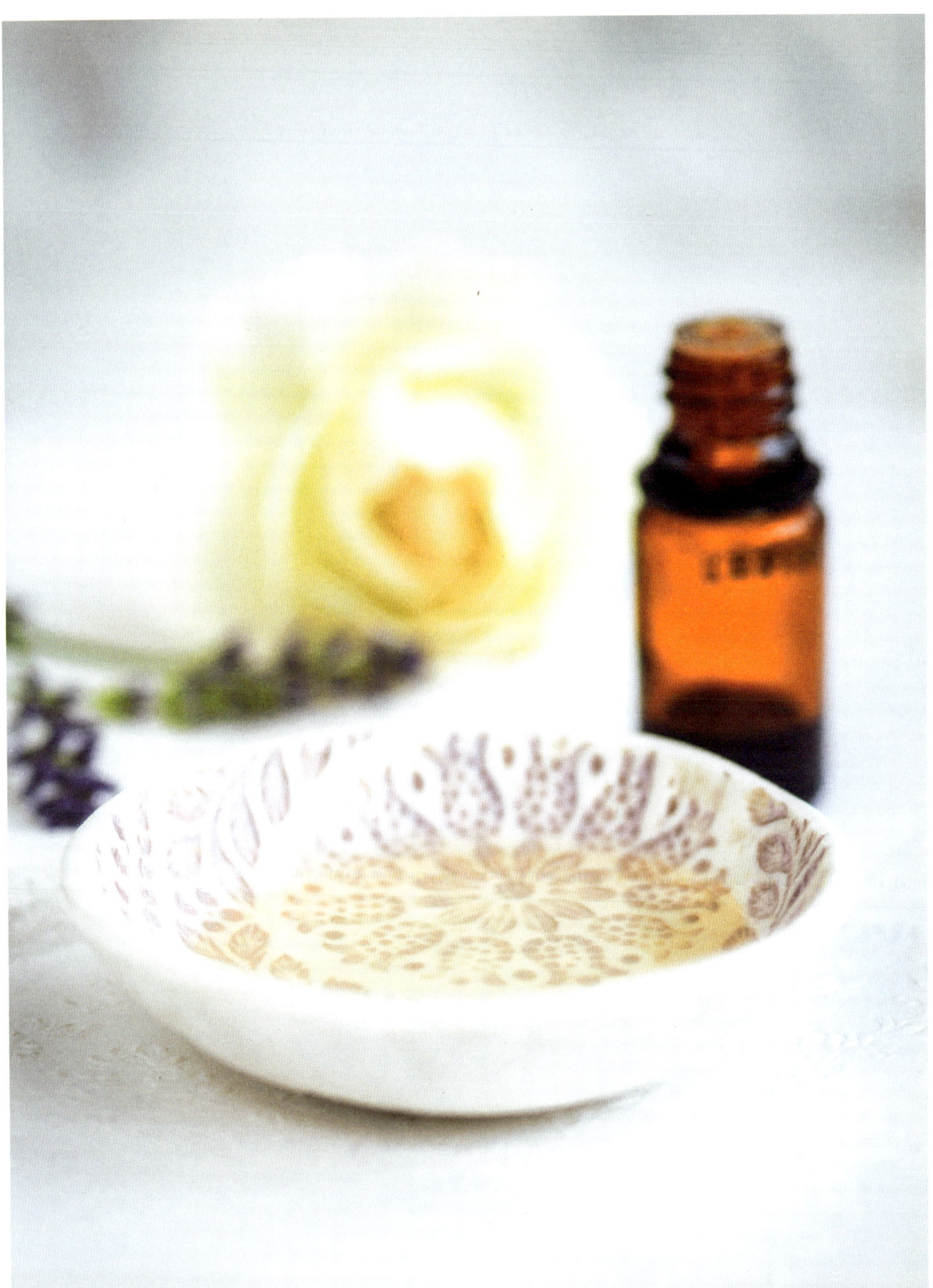

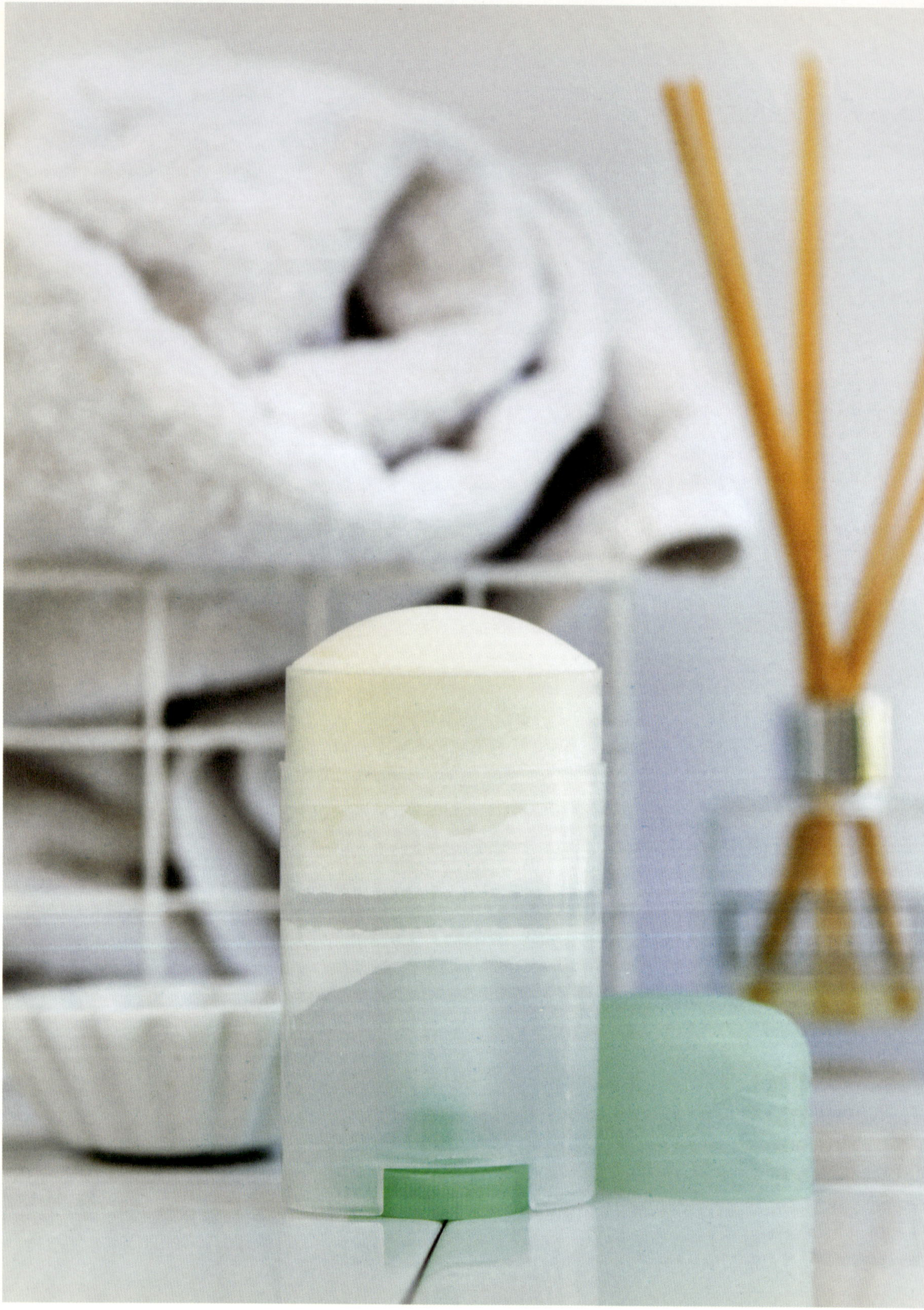

Desodorante e perfume

As propriedades antibacterianas do óleo de coco inibem o crescimento de bactérias que criam odores desagradáveis, além de hidratar a pele delicada das axilas. Muitos desodorantes comuns contêm substâncias químicas que bloqueiam as glândulas sudoríparas. Os seguintes preparados são completamente naturais e eficientes.

Desodorante

2 colheres (sopa) de manteiga de karité
1 colher (sopa) de manteiga de cacau
2 colheres (sopa) de óleo de coco (veja a dica abaixo)
3 colheres (sopa) de bicarbonato de sódio
2 colheres (sopa) de amido de milho
2 cápsulas de óleo de vitamina E
20 gotas de óleo essencial de capim-limão ou melaleuca

Derreta a manteiga de karité, a manteiga de cacau e o óleo de coco em banho-maria. Acrescente o bicarbonato de sódio e o amido de milho. Adicione o óleo das cápsulas de vitamina E e os óleos essenciais de capim-limão e melaleuca.

Transfira para um pote, um frasco hermético ou um tubo para desodorante. Aplique um pouco do creme nas axilas.

Este produto totalmente natural não evita o suor, porque não obstrui as glândulas sudoríparas, mas controla os odores desagradáveis.

Perfume

2 colheres (sopa) de óleo de coco
2 colheres (sopa) de cera de abelha
20-40 gotas da mistura de óleos essenciais (veja abaixo)

Derreta o óleo de coco e a cera de abelha em banho-maria e adicione os óleos essenciais. Despeje em uma forma ou frasco pequeno e deixe esfriar e endurecer.

Aplique uma pequena quantidade do perfume sólido nos pulsos.

Misturas

Apresentamos algumas ideias para misturas de óleos essenciais para criar perfumes, mas você pode experimentar e criar suas fórmulas. Teste os perfumes enquanto adiciona os óleos, aplicando um pouco da mistura no pulso.

Cítrico: limão-siciliano, laranja, capim-limão.

Sensual: jasmim, rosas, ylang ylang.

Refrescante: limão, capim-limão, cedro.

Floral: lavanda, gerânio.

Dicas e ideias

O desodorante acondicionado no frasco é adequado para locais de clima mais frio. Use o óleo de coco fracionado no lugar de uma das colheres de óleo de coco virgem, para obter uma textura um pouco menos sólida. Entretanto, se você preferir o desodorante em bastão, use apenas o óleo de coco virgem para manter a consistência sólida.

Bálsamos labiais e creme dental

O clima frio ou quente pode deixar os lábios ressecados e rachados. Estes preparados naturais ajudam a proteger e hidratar os lábios o ano todo.

Esfoliante labial de óleo de coco e açúcar mascavo

O óleo de coco é ideal para manter os lábios macios. Estas são diversas formas de usá-lo para combater o ressecamento e manter os lábios macios.

½ colher (sopa) de óleo de coco
1 colher (chá) de açúcar mascavo

Amoleça o óleo de coco em um local quente e misture com o açúcar mascavo.

Aplique nos lábios em movimentos circulares para esfoliar suavemente a pele áspera. Remova o esfoliante com um pano.

Esfoliante labial mentolado

½ colher (sopa) de óleo de coco
1 colher (chá) de açúcar
2 gotas de óleo essencial de hortelã-pimenta

Amoleça o óleo de coco em um local quente e misture com o açúcar e o óleo essencial de hortelã-pimenta.

Aplique nos lábios em movimentos circulares, esfoliando a pele áspera. Remova o esfoliante com um pano.

Bálsamo labial de hortelã-pimenta

2 colheres (sopa) de óleo de coco
2 colheres (sopa) de cera de abelha
5 gotas de óleo essencial de hortelã-pimenta

Amoleça o óleo de coco e a cera de abelha em um local quente. Incorpore o óleo essencial.

Despeje em formas ou em um frasco pequeno e deixe esfriar e endurecer.

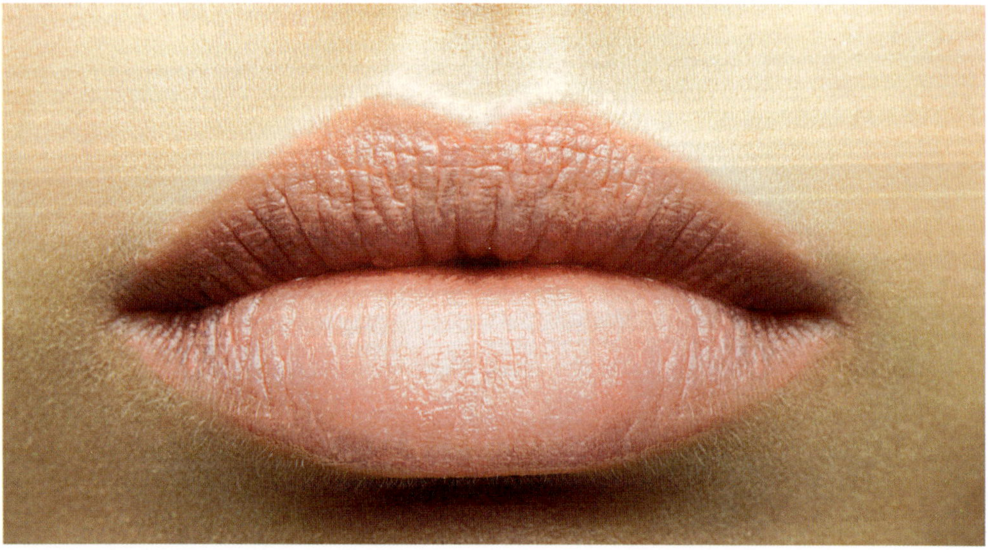

Bálsamo labial colorido

Esta é uma ótima maneira de dar vida nova a um velho batom!

2 colheres (sopa) de óleo de coco
2 colheres (sopa) de cera de abelha
Batom velho de qualquer cor

Amoleça o óleo de coco e a cera de abelha em um local quente.

Adicione um pedaço pequeno de batom amassado com as costas de uma colher. Misture bem até obter um líquido.

Despeje em formas ou em um frasco pequeno e deixe esfriar e endurecer.

Bálsamo labial de cacau

2 colheres (sopa) de óleo de coco
2 colheres (sopa) de cera de abelha
2 colheres (sopa) de manteiga de cacau
5-10 gotas de óleo de baunilha

Amoleça o óleo de coco e a cera de abelha em um local quente. Adicione a manteiga de cacau e o óleo de baunilha e misture até obter um líquido.

Despeje em formas ou em um frasco pequeno e deixe esfriar e endurecer.

Dicas e ideias

Conserve o bálsamo labial na geladeira para manter a consistência sólida.

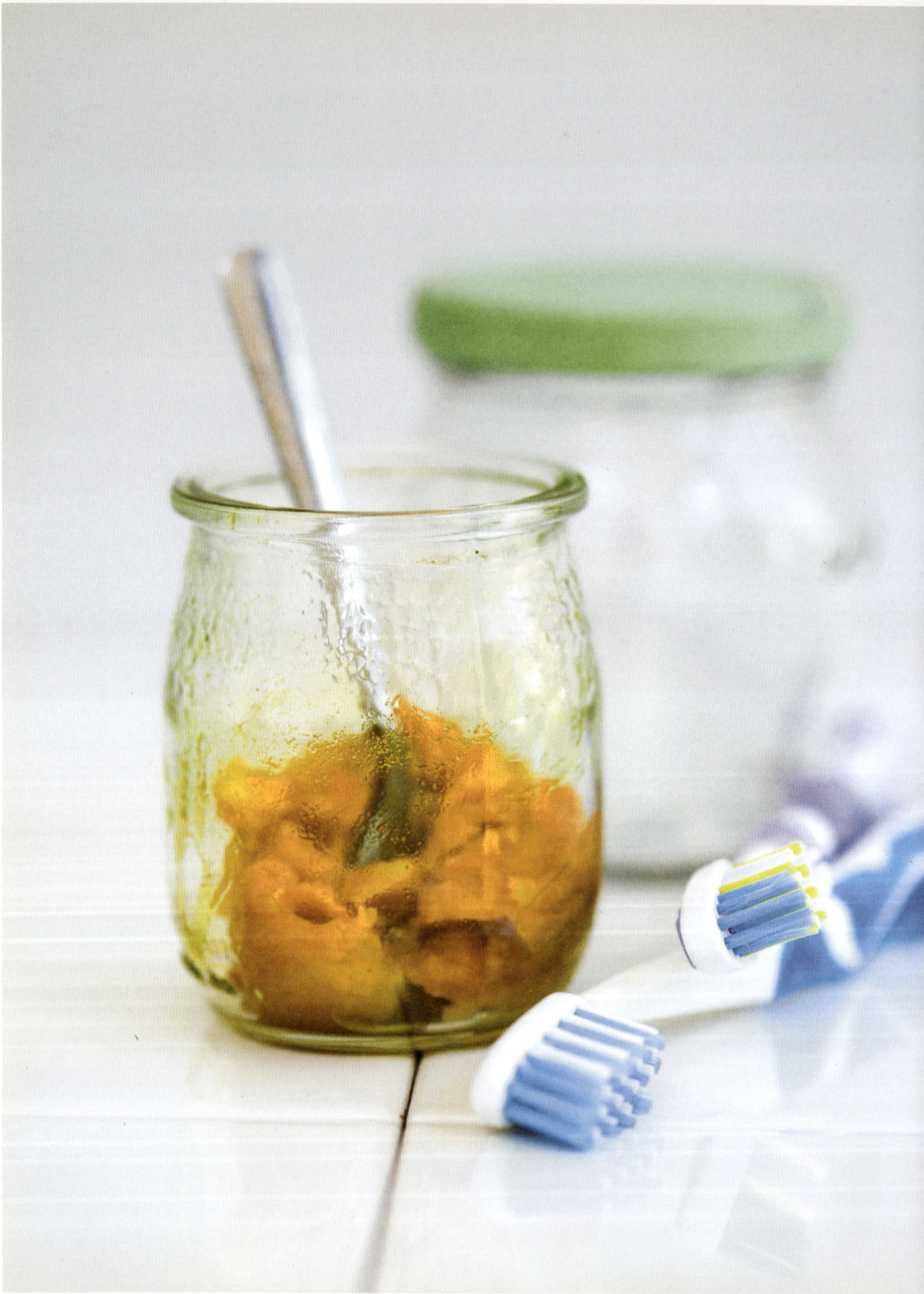

Creme dental

O uso do óleo de coco nos dentes pode parecer estranho, mas funciona bem no creme dental e no branqueador caseiro isentos de toxinas. Este creme dental combina os benefícios do óleo de coco com as propriedades higienizantes do bicarbonato de sódio, e com os benefícios do xilitol, um adoçante natural, para a saúde bucal. O xilitol adoça o creme dental e impede que as bactérias fiquem aderidas aos dentes e gengivas.

3 colheres (sopa) de óleo de coco
1 colher (sopa) de bicarbonato de sódio
1 colher (sopa) de xilitol (opcional)
10 gotas de óleo essencial de hortelã-pimenta

Misture todos os ingredientes e amoleça o óleo de coco em um local quente se necessário. Conserve em um frasco ou recipiente hermético pequeno.

Mergulhe as cerdas da escova de dentes no creme e use como o creme dental comum.

Branqueador

Não se impressione com a cor amarela da cúrcuma! Este branqueador de dentes é muito mais saudável do que as tiras branqueadoras, repletas de substâncias químicas. Ele traz uma série de benefícios para a saúde bucal, incluindo a ação anti-inflamatória potente, perfeita para proteger a saúde da gengiva.

1 colher (sopa) de óleo de coco
½ colher (chá) de cúrcuma
1-2 gotas de óleo essencial de hortelã-pimenta (opcional)

Misture o óleo de coco, a cúrcuma e o óleo de hortelã-pimenta (se utilizar) até obter uma pasta espessa.

Espalhe a mistura sobre os dentes e deixe agir por 3-5 minutos antes de lavar e cuspir (no lixo e não na pia).

Repita diariamente até obter o resultado desejado.

Creme para os pés

Os pés são a parte do corpo que sempre precisa de um pouco mais de atenção. A pele tende ser dura e seca, e os pés são propensos a dor e infecções por fungos. Este creme hidrata os pés enquanto o óleo de coco ajuda a proteger contra infecções. Os óleos essenciais trazem uma sensação refrescante depois de um dia cansativo.

60 g de óleo de coco
25 g de manteiga de karité
2 cápsulas de óleo de vitamina E

Derreta o óleo de coco e a manteiga de karité em banho-maria. Esvazie as cápsulas de vitamina E dentro da mistura. Deixe esfriar até os óleos deixarem de ser líquidos, mas ainda não endurecerem totalmente.

Bata os óleos com uma batedeira ou mixer até obter um creme espesso. Adicione os óleos essenciais (se utilizar) enquanto bate.

Transfira o creme para um pote ou frasco hermético e guarde em um local fresco.

Variações

Hortelã: adicione 20-30 gotas de óleo essencial de hortelã-pimenta.

Limão-siciliano: adicione 20-30 gotas de óleo essencial de limão-siciliano.

Cabelos

O óleo de coco é um tratamento maravilhoso para todos os tipos de cabelo, mas indicado especialmente para os cabelos secos e danificados. Estas são algumas maneiras de usá-lo para condicionar, desembaraçar e tratar os cabelos.

Sérum capilar

Use o óleo de coco puro como um sérum capilar. Derreta uma quantidade pequena entre os dedos e use para acabar com o *frizz* dos cabelos secos.

Fios embaraçados

Aplique o óleo de coco puro nos cabelos emaranhados e penteie cuidadosamente. Lave com xampu e condicionador.

Tratamento de pontas duplas

Use o óleo de coco puro para tratar pontas duplas. Massageie as pontas dos cabelos e deixe agir durante a noite, para hidratar os fios. No dia seguinte, lave com xampu e condicionador.

Xampu de leite de coco

60 g de leite de coco
25 g de sabão de Castela
1 colher (chá) de óleo de coco fracionado
5-10 gotas do óleo essencial à sua escolha

Misture todos os ingredientes em uma garrafa ou pote. Agite, aplique 1 colher (chá) no cabelo molhado e massageie bem. Lave e use condicionador se necessário.

O xampu pode ser conservado por 3-4 semanas em um local arejado do banheiro.

Supercondicionamento

2-4 colheres (sopa) de óleo de coco (dependendo do comprimento dos fios)
1 colher (sopa) de azeite ou óleo de abacate
5 gotas do óleo essencial à sua escolha

Amoleça o óleo de coco e misture com o azeite ou óleo de abacate e o óleo essencial. Massageie suavemente os fios e o couro cabeludo. Cubra os cabelos com uma touca de banho ou com filme plástico, e deixe o condicionador agir por até 30 minutos.

Enxague bem e lave normalmente com xampu e condicionador.

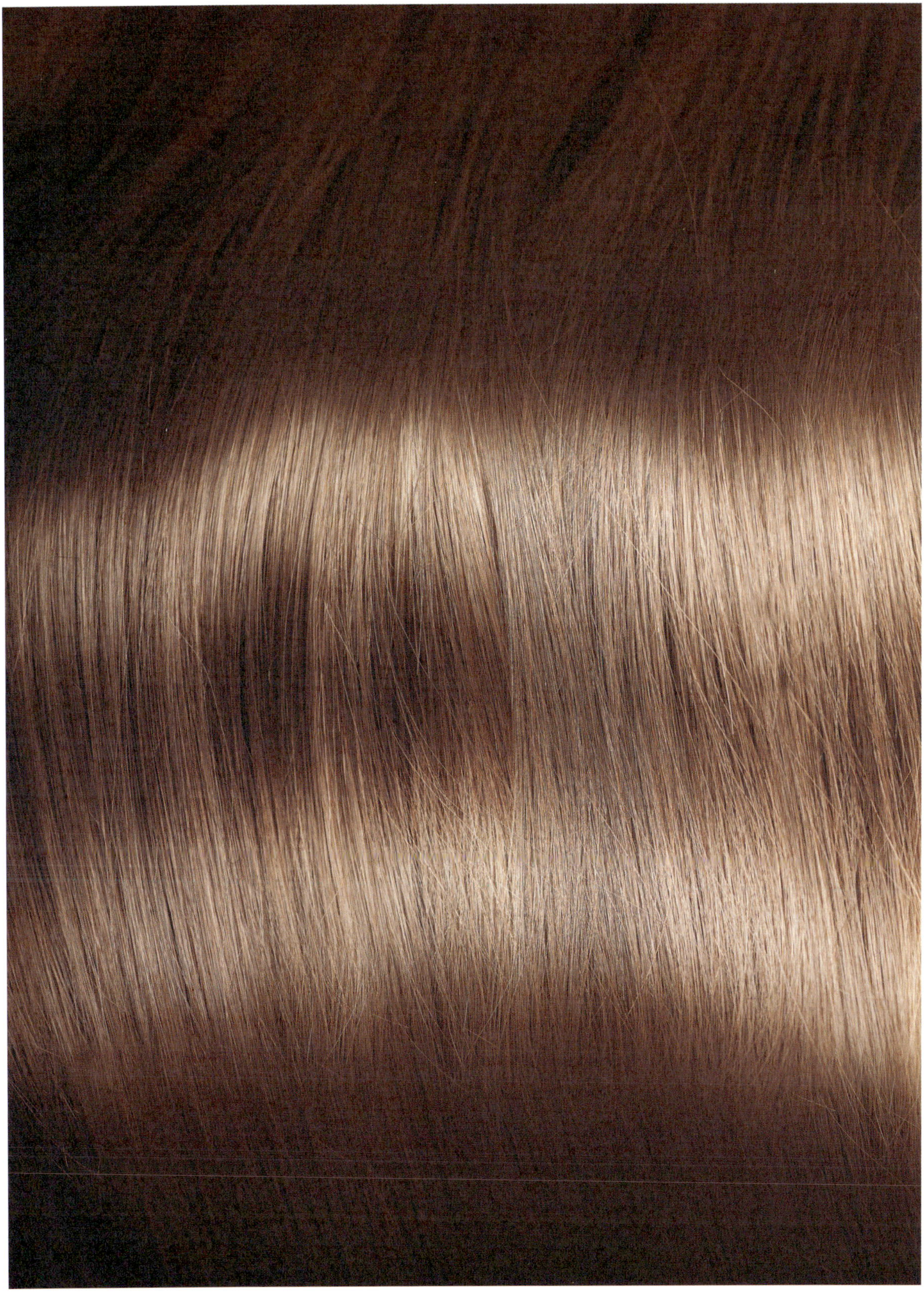

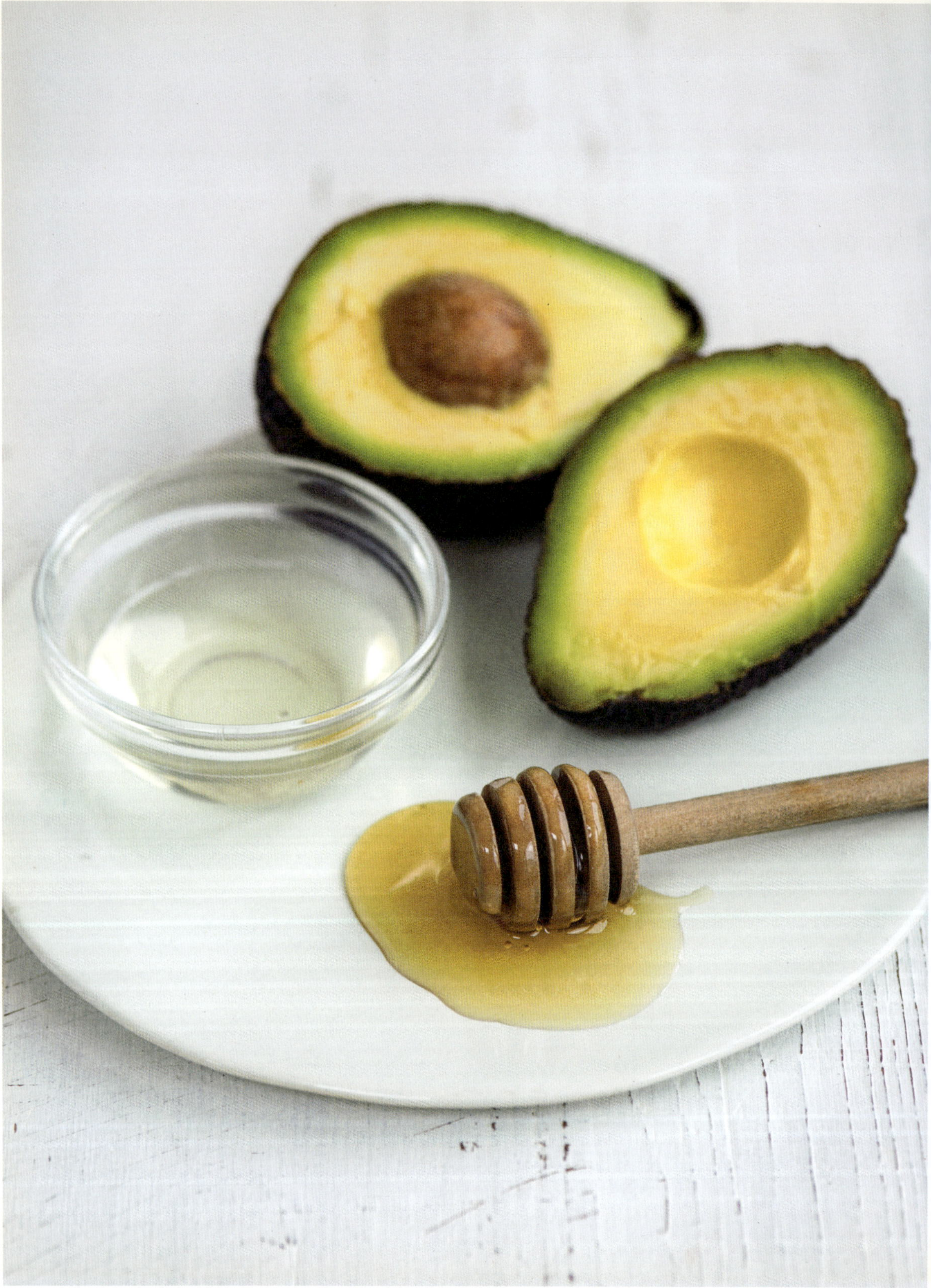

Máscara capilar de abacate

2 colheres (sopa) de óleo de coco
1 colher (chá) de mel
1 abacate

Amoleça o óleo de coco em um local quente e coloque na batedeira ou processador com o mel. Adicione a polpa do abacate e bata até ficar homogêneo. Aplique a máscara nos fios e no couro cabeludo e deixe agir por 10-15 minutos antes de enxaguar. Lave normalmente com xampu e condicionador.

Máscara capilar de banana e iogurte

1 banana
60 de iogurte natural
2 colheres (sopa) de óleo de coco

Em uma tigela, amasse a banana com o iogurte até ficar homogêneo (você pode usar o liquidificador ou o processador). Amoleça o óleo de coco e misture com a banana e o iogurte.

Aplique nos cabelos, do couro cabeludo até as pontas, e deixe agir por 10-20 minutos. Enxague bem e lave normalmente com xampu e condicionador.

Máscara capilar de gema

1 colher (sopa) de óleo de coco
1 colher (sopa) de azeite
1 colher (sopa) de mel
1 gema (em temperatura ambiente)

Amoleça o óleo de coco e bata com os outros ingredientes.

Aplique nos cabelos e deixe agir por 10-15 minutos. Enxague bem e lave normalmente com xampu e condicionador.

Dicas e ideias

Depois de aplicar a máscara capilar, cubra os cabelos com filme plástico. Isso ajuda a manter o couro cabeludo aquecido e aumenta os benefícios da máscara.

Banho

Por suas propriedades amaciantes, o óleo de coco é um suplemento rico e nutritivo para o banho. Estas loções, óleos e bombas de banho usam óleos essenciais, mel, flores secas e outros ingredientes naturais proporcionando um banho agradável.

Loção de banho

60 g de óleo de coco
60 g de leite de coco
2 colheres (sopa) de mel

Esta loção simples vai deixar sua pele nutrida e macia.

Derreta o óleo de coco no banho-maria e misture com o leite de coco e o mel.

Despeje diretamente na banheira quente para aproveitar os benefícios.

Bombas de rosas para banho

250 g de ácido cítrico
250 g de bicarbonato de sódio
60 g amido de milho
100 g óleo de coco
10 gotas de óleo essencial de rosas
40 g de pétalas ou botões de rosas secas (opcional)
2-3 colheres (sopa) de suco de beterraba ou corante culinário (opcional)

Experimente uma destas bombas de rosas para um banho divertido.

Em uma tigela de vidro, misture todos os ingredientes até obter uma textura arenosa. Disponha a mistura em moldes de silicone ou crie pacotinhos redondos, embrulhando a mistura em filme plástico.

Deixe descansar por pelo menos 24 horas, para endurecer e secar, antes de tirar da forma. As bombas devem ficar totalmente secas para serem utilizadas.

Sabonetinhos de óleo para banho

100 g de óleo de coco
2 colheres (sopa) de pétalas de rosa secas ou botões de lavanda
20 gotas de óleo essencial de rosas ou lavanda

Os sabonetinhos de óleo para banho são uma maneira agradável de usar os óleos essenciais e o óleo de coco para amaciar a pele durante o banho.

Derreta o óleo de coco em banho-maria e adicione as pétalas de rosas e óleo essencial de rosas, ou os botões de lavanda e o óleo essencial de lavanda. Despeje em moldes de silicone e deixe endurecer.

Conserve os sabonetinhos em um frasco, em um local fresco no banheiro, e use no banho como desejar.

Variação

Sabonetinhos de manteiga de cacau: substitua as flores secas e o óleo essencial de rosas por 25 g de manteiga de cacau e 5-10 gotas de óleo essencial de baunilha.

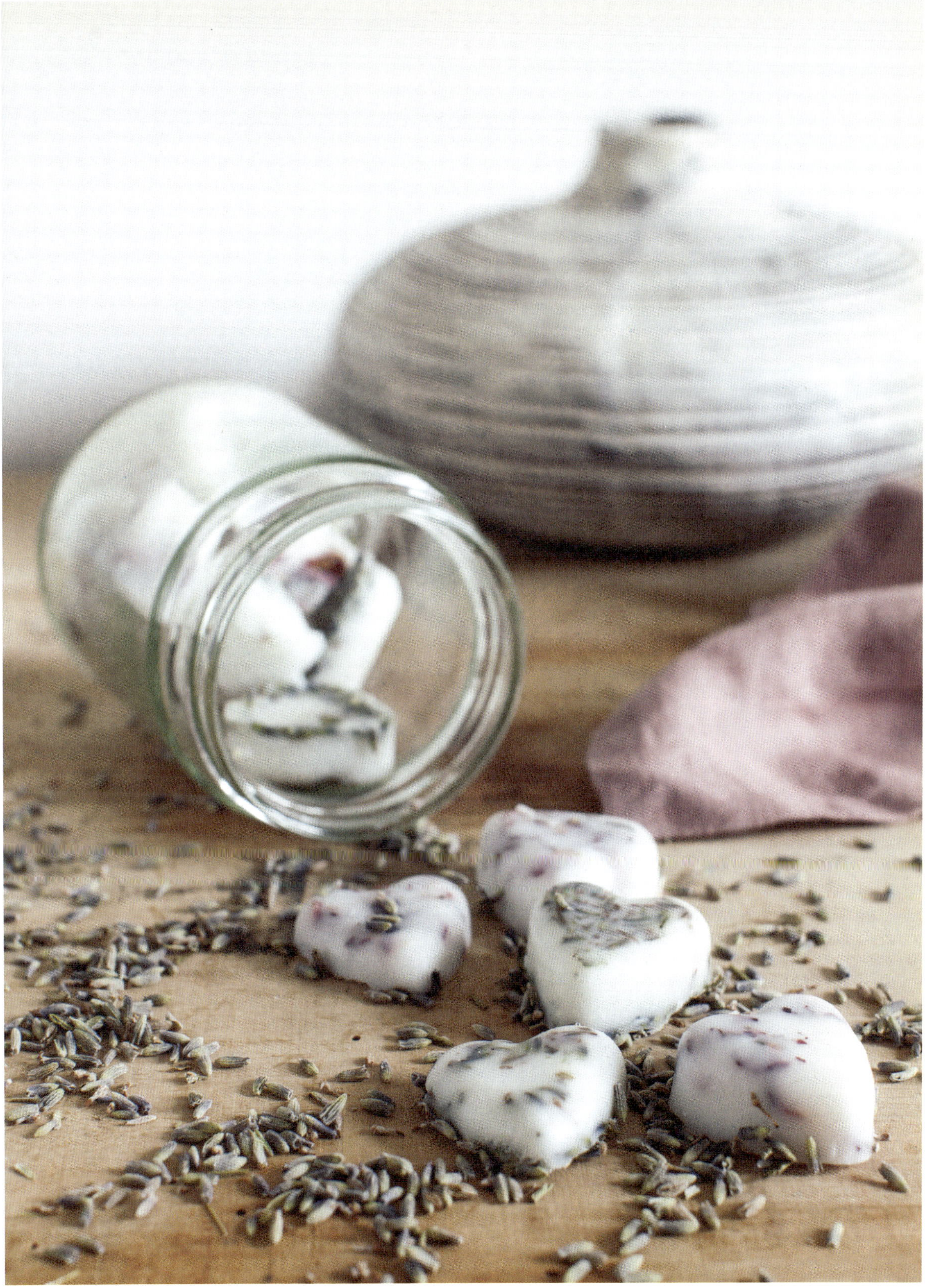

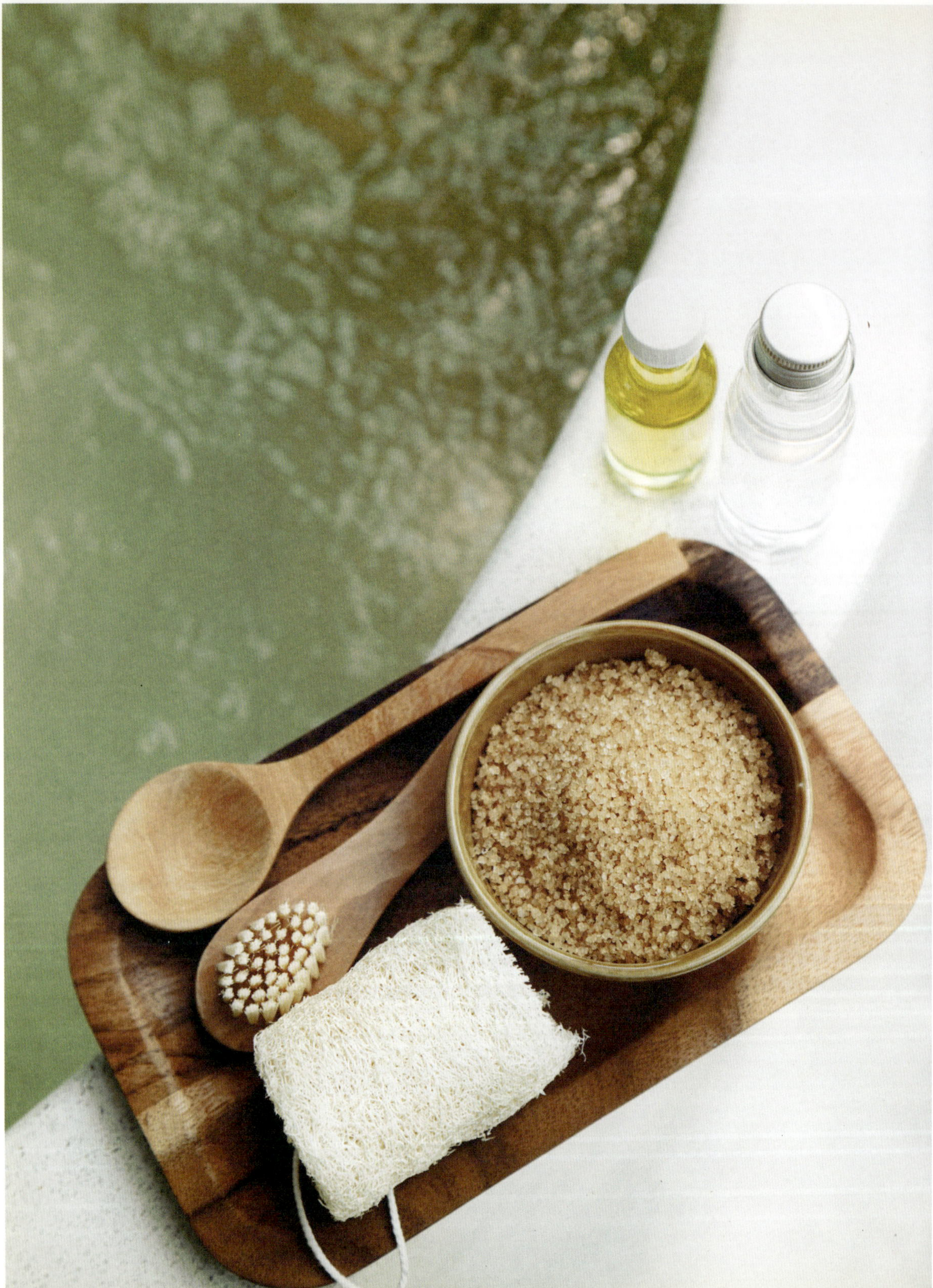

Óleo de banho para um bom sono

100 ml de óleo de coco fracionado
10-15 gotas de óleo essencial de lavanda
5-10 gotas de óleo essencial de cedro

Misture todos os ingredientes em uma garrafa. Use 1-2 colheres (sopa) no banho.

Óleo de banho hidratante de baunilha

100 ml de óleo de coco fracionado
2 colheres (sopa) de óleo de abacate
10-20 gotas de óleo de baunilha

Misture todos os ingredientes em uma garrafa. Use 1-2 colheres (sopa) no banho.

Óleo de banho revitalizante de limão

100 ml de óleo de coco fracionado
10-20 gotas de óleo essencial de limão-siciliano
10-20 gotas de óleo essencial de limão

Misture todos os ingredientes em uma garrafa. Use 1-2 colheres (sopa) no banho.

Óleo de banho relaxante

100 ml de óleo de coco fracionado
20 gotas de óleo essencial de lavanda
10 gotas de óleo essencial de olíbano

Misture todos os ingredientes em uma garrafa. Use 1-2 colheres (sopa) no banho.

Maquiagem

O óleo de coco é um ingrediente ideal para a maquiagem artesanal. Suas propriedades antibacterianas conservam os produtos e impedem a proliferação de bactérias, além de ele hidratar a pele.

Sobrancelhas

O óleo de coco pode ser usado puro, para domar sobrancelhas rebeldes. Escove-as com um pouco de óleo para mantê-las no lugar.

Cílios

O óleo de coco mantém os cílios hidratados e protegidos.

Use o dedo indicador para aplicar o óleo e dar uma maior definição os cílios.

Glitter ou brilho em gel

2 colheres (sopa) de óleo de coco
1 colher (sopa) de brilho em pó ou 1-2 colheres (sopa) de glitter fino

Derreta o óleo de coco, deixando-o em um local quente, e misture com o brilho ou glitter. Despeje em um pote pequeno e deixe endurecer.

Aplique na pele com as pontas dos dedos ou um pincel de maquiagem.

O brilho ou glitter em gel se conserva por até 1 mês em local fresco.

Delineador

2 colheres (chá) de óleo de coco
Delineador preto: ½ colher (chá) de carvão ativado
Delineador marrom: ½ colher (chá) de cacau em pó

Derreta o óleo de coco em um local quente e misture com o carvão ou com o cacau em pó. Coloque a mistura em uma forma ou pote pequeno e deixe endurecer.

Se necessário, amoleça a mistura com um pouco de calor e aplique com um pincel delineador duro.

Conserva-se por até 2 semanas, desde que mantido em um local fresco.

Iluminador facial

Use o óleo de coco puro como iluminador. Ele dá um brilho suave e natural à pele. Espalhe uma pequena quantidade nas maçãs do rosto.

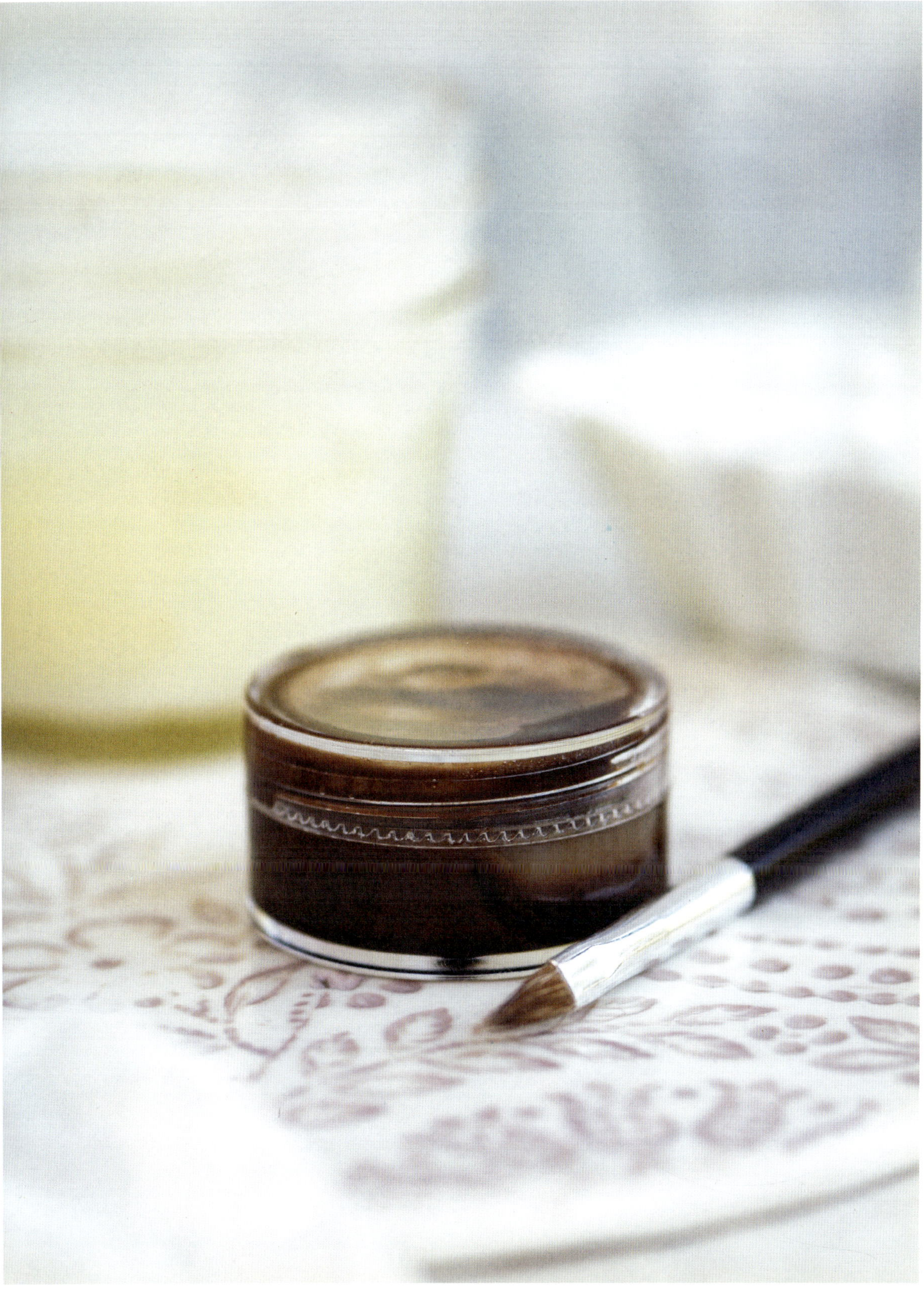

Índice